현대 가정의학 시리즈 ①

온 가족이 다함께 건강한 한 평생을!!

눈의 피로 시력감퇴 치료법

완벽한 사진해설

현대건강연구회 편

太乙出版社

머 리 말

　시각, 청각, 후각, 미각, 촉각을 오각이라고 부르는데, 이 다섯가지의 감각 가운데 '가장 잃고 싶지 않은 감각은?'이라는 질문을 한다면 거의 대부분의 사람들에게서 '시각'이라고 하는 대답이 나올 것이다.
　우리들은 무의식 가운데 끊임없이 오감을 총동원해서 외계로부터 정보를 수집하고 있다. 이 가운데 시각을 통해 얻는 정보가 압도적으로 많은 것이 대부분의 사람이 시각을 가장 잃고 싶지 않다고 대답하게 되는 것일 것이다.
　이 시각은 탁구공같이 작은 안구와 그것을 둘러싸고 있는 신경과 근육 등의 조직에 의해 이루어진다. 그것만으로도 눈의 조직과 활동은 굉장히 복잡하고 또한 델리케이트 해서 현대 의학을 가지고서도 아직까지 해명되지 않은 부분이 적지 않다. 그러나 20~30년 전 정도와 비교해 보면 조기발견만 한다면 완전히 시력을 회복할 수 있는 병, 완전 회복은 바라보지 못하더라도 시력저하의 진행을 억제할 수 있는 병 등이 꽤 늘게 되었다.
　이러한 눈의 병에 대한 해설은 후반에 모아서 게재했는데, 거기에서는 단순한 해설에 그치지 않고, 조기발견을 할 수 있도록 방법을 포함시켜 놓고 있다. 또한 읽고 희미하게나마 머리속에 넣고 있기만 하더라도 어느 정도 도움이 되리라 생각한다.
　눈의 건강을 지키려면 매일같이 전신의 건강에 신경을 씀과 동시에 정신적 영향을 될 수 있는 한 피하도록 하고, 언제나 기분을 평정하게 유지할 필요가 있다. 그래도 눈은 뇌와 마찬가지로 눈을 뜨고 있는 동안은 운동을 계속하고 있는 것이기 때문에 조금만 잘못하면 감각이 둔화될 경우가 적지 않다.

'눈이 피곤하다'라고 하는 불쾌한 감각은 눈 어딘가에 기능적인 이상이 생겼다는 것을 나타내고, 하나의 주의신호로 생각해 봄직한 것이다.

피곤한 눈을 전문적 용어로 안정피로(眼精疲勞)라고 말한다. 개중에는 병을 이유로 발생하는 증후성 안정피로도 있지만, 안정피로라고 하면 대부분의 경우 기질적인 병이 아닌 기능적인 안정피로를 가리킨다.

지금까지 이와같은 안정피로의 해소법을 알기 쉽고 게다가 여러가지 각도에서 취급하고 있는 해설서는 거의라고 해도 좋을 정도로 없었다.

이 책에서는 이 안정피로를 중심으로 그 치료법을 그림(일러스트)을 충분히 사용해서 구성하고 있다.

그러나 단순히 안정피로나 노안이라고 생각하고 있었는데 실은 중대한 병의 직전이나 그 병에 걸려있다거나 하는 일도 꽤 있다. 그와 같은 과오를 피하기 위해 이 책에서는 착각하기 쉬운 병에 대해서도 언급하고 있지만, 안정피로가 계속된다든지, 어딘가가 이상하다고 하는 느낌이 있을 때는 한번 안과의사에게 진료를 받아주었으면 좋겠다.

'눈은 마음의 창' 이라든가 '몸의 창'이라고 한다. 이 책에서 소개하고 있는 방법 가운데서 하기 쉽고 시도하기 쉬운 방법을 선택해서 언제까지나 젊고 생생한 눈을 보존하는데 도움이 되기를 바란다.

편자 씀

차례 *

머리말 ··· 9

누구나 쉽게 이용할 수 있는 눈의 피로·시력감퇴의 치료방법

* 눈의 피로·시력감퇴의 치료방법
눈의 피로 증상은 여기에 쉽게 나타난다 ························· 14

* 눈의 피로·시력감퇴의 치료방법
눈을 따뜻하게 해서 피로를 푼다 ··································· 17

1 지압으로 치료한다
금방 알 수 있는 훌륭한 지압점 찾는 법 ························ 20

2 지압으로 치료한다
효과적으로 누르는 지압법의 골자 ································ 26

3 지압으로 치료한다
눈이 가물가물할 때 ··· 29

4 지압으로 치료한다
눈 안이 아플 때 ··· 32

5 지압으로 치료한다
두통도 함께 일어날 때 ··· 35

6 지압으로 치료한다
어깨결림을 수반할 때 ·· 38

7 지압으로 치료한다
정신적인 피로에서 오는 눈의 피로에는 ························ 41

* 차례

8 지압으로 치료한다
눈이 경련을 일으킨다면 ··················· 44

1 체조로 치료한다
전신의 결림과 피로를 푼다 ··················· 47

2 체조로 치료한다
3분만에 눈의 피로를 푸는 안구체조 ··················· 50

* 눈의 피로·시력감퇴의 치료방법
노안(老眼)에의 진행을 늦추는 지압법 ··················· 53

* 눈의 피로·시력감퇴의 치료방법
백내장을 방지하는 급소 지압 ··················· 58

*눈의 피로·시력감퇴의 치료방법
눈의 기능을 높이고 시력감퇴를 방지하는 마사지 ··················· 61

*눈의 피로·시력감퇴의 치료방법
눈의 근육을 건강하게 해서 시력을 높이는 자극법 ··················· 66

*눈의 피로·시력감퇴의 치료방법
걱정되는 시력감퇴를 되돌리는 눈 체조 ··················· 69

*눈의 피로·시력감퇴의 치료방법
펜라이트를 사용해서 누구라도 가능한 시력강화 ··················· 72

*눈의 피로·시력감퇴의 치료방법
노안을 방지하는 음식물과 영양소 ··················· 75

*눈의 피로·시력감퇴의 치료방법
백내장을 예방하는 식품, 조장하는 식품 ··················· 78

차례 *

*눈의 피로·시력감퇴의 치료방법
생생한 시력을 보전하기 위한 식단 ················· 80

*눈의 피로·시력감퇴의 치료방법
한방약 '팔미환(八味丸)', 백내장의 6할이 시력회복 ·········· 85

*눈의 피로·시력감퇴의 치료방법
중년의 시력감퇴에 효과있는 한방 명약 ················ 88

*눈의 피로·시력감퇴의 치료방법
눈의 피로와 노안으로 착각하기 쉬운 위험한 병 ·········· 92

*눈의 피로·시력감퇴의 치료방법
노안의 진행에 맞춘 안경 선택법 ···················· 95

눈의 피로·시력감퇴를 치료하는데 도움이 되는 이론편

1 이것만큼은 알아두자
눈의 구조와 메카니즘 ··························· 100

2 이것만큼은 알아두자
노안, 백내장 등은 왜 생기는가 ····················· 106

3 이것만큼은 알아두자
노안으로 착각하기 쉬운 위험한 눈병 분별법 ············· 110

1 시력감퇴의 원인과 그 대책
굴절이상(屈折異常) ···························· 112

* 차례

[2] 시력감퇴의 원인과 그 대책
노안(老眼) ·· 116

[3] 시력감퇴의 원인과 그 대책
피로한 눈(眼精疲勞) ·· 118

[4] 시력감퇴의 원인과 그 대책
백내장(白內障) ·· 120

[5] 시력감퇴의 원인과 그 대책
녹내장(綠內障) ·· 124

[6] 시력감퇴의 원인과 그 대책
유리체 혼탁(비문증) ·· 128

[7] 시력감퇴의 원인과 그 대책
망막박리(網膜剝離) ·· 130

[8] 시력감퇴의 원인과 그 대책
그 밖의 망막의 병

[1] 병원에서는 이렇게 치료한다
최신 검사법 ·· 139

[2] 병원에서는 이렇게 치료한다
시력감퇴의 치료는 여기까지 진보했다 ························· 143

* 눈의 피로·시력감퇴의 치료방법
잊어서는 안될 훌륭한 치료받는 법 ······························· 147

* 눈의 피로·시력감퇴의 치료방법
효과로 차이가 생기는 안약의 사용법 ··························· 149

* 눈의 피로·시력감퇴의 치료방법
시력감퇴를 막는 일상생활의 지혜 ································ 151

누구나 쉽게 이용할 수 있는
눈의 피로·시력감퇴의 치료방법

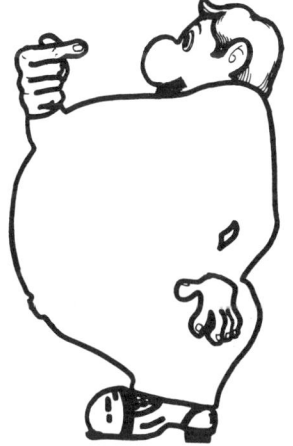

눈의 피로 · 시력감퇴의 치료방법

눈의 피로 증상은 여기에 쉽게 나타난다

　피곤한 눈을 의학적으로는 '안정피로'라고 말한다. 안정피로는 어린 아이나 어른이나 모두 있으며, 누구라도 생길 수 있지만 대부분은 중년에 걸리기 쉽다.
　나이를 먹음에 따라 신체 중의 눈도 그 예외는 아니다. 사물을 볼 때 핀트를 맞추는 활동을 하는 수정체와 모양근도 탄력을 잃고 차츰 조절력이 쇠퇴해져 간다. 이것이 노안(老眼)으로, 탄력을 잃은 조직은 장시간 활동을 계속할 수가 없게 된다.
　결국, 노안이 되면 눈이 피로해지기 쉬워지는 것이다.
　건강하고 전신 피로가 없을 때는 눈만 피곤할 수가 없는 것이다. 그러나 중·노년이 되면 눈의 조절력이 쇠퇴할 뿐만 아니라, 몸 전체의 내구력이 저하되고, 전신피로도 발생하기 쉬워진다. 피로회복에 시간이 걸리게 되는 것이다.
　이와같은 체력의 쇠퇴는 눈을 쉽게 피로하게 하는 커다란 원인이다. 특히 조그만 글자를 장시간 계속 보아야 하는 일을 하고 있으면 눈이 피로해지기 쉬워진다. 게다가 안정피로는 단순히 눈만 피로한 것이 아니라 다음과 같은 갖가지의 증상이 되어 나타나게 된다.

피로한 눈의 증상
①눈이 피곤하면 독서나 세심한 작업을 계속 할 수 없게 된다.
②눈이 흐릿해진다.
③눈이 침침해져서 뜨고 있는 것이 괴로워진다.
④밝은 빛이 눈부시게 된다.
⑤눈꺼풀이 경련을 일으키는 때가 있다.
⑥눈 안이 아픈 때가 있다.
한편, 안정피로 때에 몸 여기저기에 불쾌증상이 나타나게 된다.

불쾌증상이 나타나기 쉬운 곳
①코와 눈썹 사이의 부분이 아프다.
②이마에서부터 앞머리 부분에 통증이 나타난다.
③뒷머리에 통증과 머리가 무거운 느낌이 든다든지, 뒷목덜미가 결린다.
④어깨가 뻐근하다.

사물을 본다는 것은 막연히 바라보고 있는 것이 아니라 보면서 생각을 한다든지, 손을 움직이고 있을 때를 가르킨다. 그렇기 때문에 눈을 장시간 사용하면 머리, 목, 어깨 등의 근육과 신경에 과도한 긴장이 주어지기 때문에 이들 부위에도 증상이 나타나게 되는 것이다.

안정피로는 눈과 몸을 충분히 휴식시키면 고칠 수 있다. 휴양으로도 낫지 않을 때는 눈병이나 내과병으로 의심해 봄직하다.

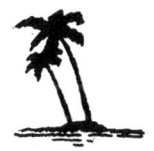

> 피로한 눈은 눈뿐만이 아니라 목, 어깨, 이마, 뒷머리, 코언저리에도 증상이 나타난다

눈의 불쾌증상이 일어나는 부위

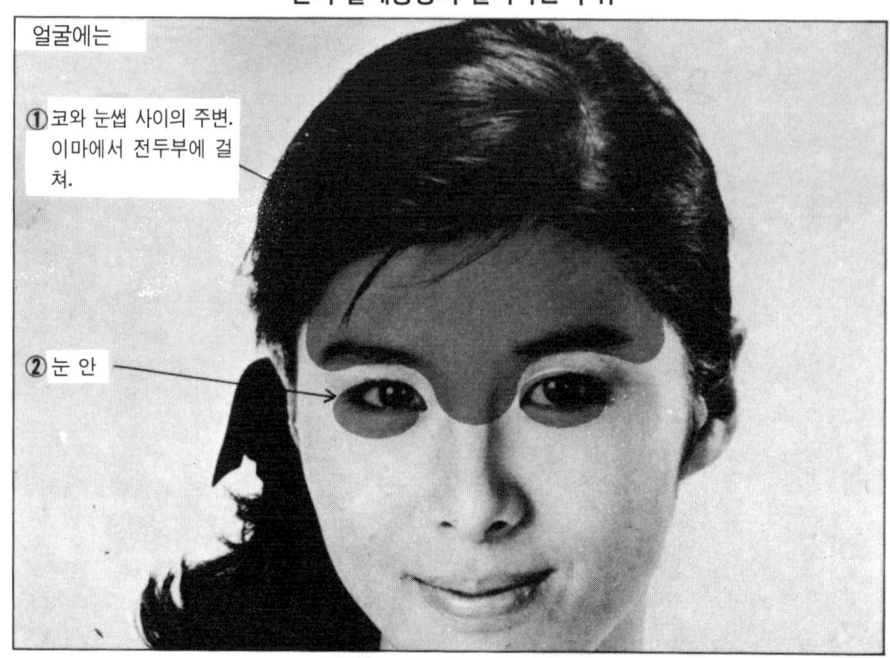

얼굴에는
① 코와 눈썹 사이의 주변. 이마에서 전두부에 걸쳐.
② 눈 안

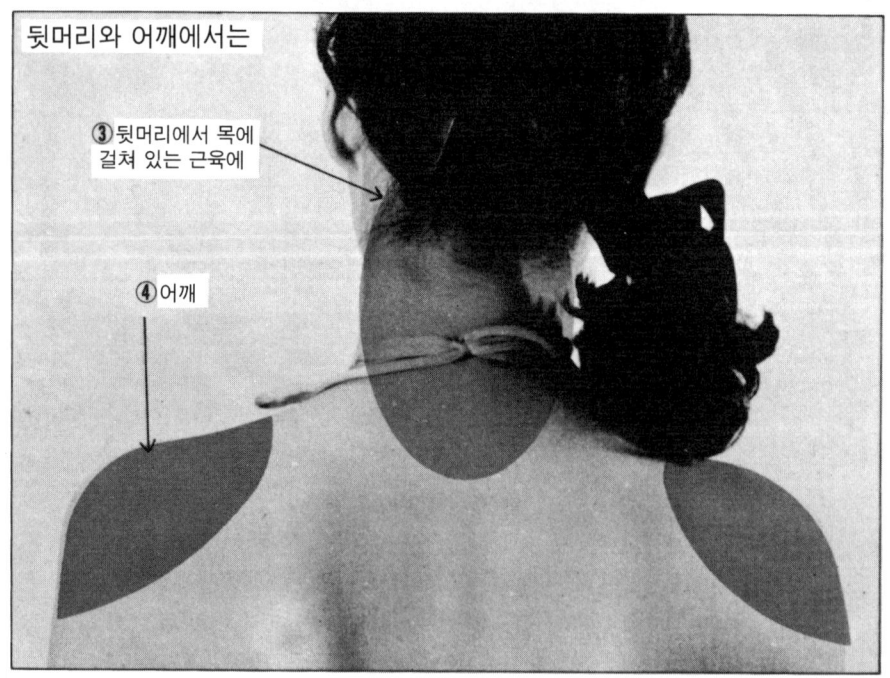

뒷머리와 어깨에서는
③ 뒷머리에서 목에 걸쳐 있는 근육에
④ 어깨

눈의 피로·시력감퇴의 치료방법

눈을 따뜻하게 해서 피로를 푼다

중·노년이 되면 수족이 차가와지는 것으로도 알 수 있듯이 젊을 때에 비해서 혈액순환이 나빠진다. 혈액순환이 나쁘면 몸의 말단까지 산소와 영양소가 충분히 다다르지 못하고, 피로도 회복하기 어려워지는 것이다.

이럴 때는 눈을 따뜻하게 해서 눈을 중심으로 한 조직의 혈행을 좋게 하고, 피로회복을 도모하도록 한다.

몸을 따뜻하게 하면 자율신경계의 교감신경(긴급사태에 대처하는 신경계)이 일시적으로 긴장하지만, 이윽고는 온도가 내려감에 따라 이완하고 근육도 긴장이 풀리게 된다. 눈을 따뜻이 하면 눈을 사용함으로 긴장되었던 눈의 신경과 근육이 이완하기 때문에 피로도 빨리 풀어지게 되는 것이다.

또한 가벼운 불쾌감이 생기는 경우도 있지만, 이것은 눈 부근이 몸의 다른 곳의 체온보다도 약간 낮기 때문에 일어나는 일시적인 현상으로 곧 괜찮아진다. 곤약(崑蒻)은 취급도 간편한데다 한번 따뜻하게 되면 쉽게 차가와지지 않기 때문에 적당하다.

곤약의 사용 방법

①곤약을 안경 렌즈와 같은 정도의 크기로 자른 것을 준비한다.

②자른 곤약을 60~70도 정도의 온수에 7~8분간 담궈둔다.

③곤약을 거즈에 싸서 비닐봉지에 넣는다.

④방바닥이나 이불 위에 누워 안약(영양제)을 한두 방울 떨어뜨린다.

⑤눈 위에 거즈를 놓고, 그 위에 곤약을 올려놓아 7~10분간 그대로 둔다.

이때, 곤약을 코부분에까지 올려놓지 않도록 신경을 쓴다.

곤약의 따뜻함은 눈 위에 올려놓았을 때 따뜻하다고 느낄 정도가 좋고, 너무 뜨겁지 않도록 해주어야 한다. 곤약이 너무 뜨거우면 눈 위에 올려놓는 거즈를 두껍게 해서 눈에 전해지는 열의 정도를 조절한다.

⑥7~10분간 데워지게 하고 나면 곤약을 제거하고, 누운 채로 눈을 5분간 감고 있는다.

부분적인 온열자극은 목욕과 같은 전신적인 온열자극보다 효과적이지만, 다음과 같은 증상이 있을 때에는 피하지 않으면 안된다.

눈을 따뜻하게 해서는 안될 때

①유행성 각막염이나 다래끼, 눈에 세균인 바이러스 감염이 있을 때.

②눈이나 눈꺼풀이 충혈되어 있을 때.

③눈이 아프거나 두통, 열이 있을 때.

안경 렌즈 크기로 자른 곤약을 온수로 덥히고 거즈로 싸서 눈을 따뜻하게 한다

곤약을 사용한 눈 찜질

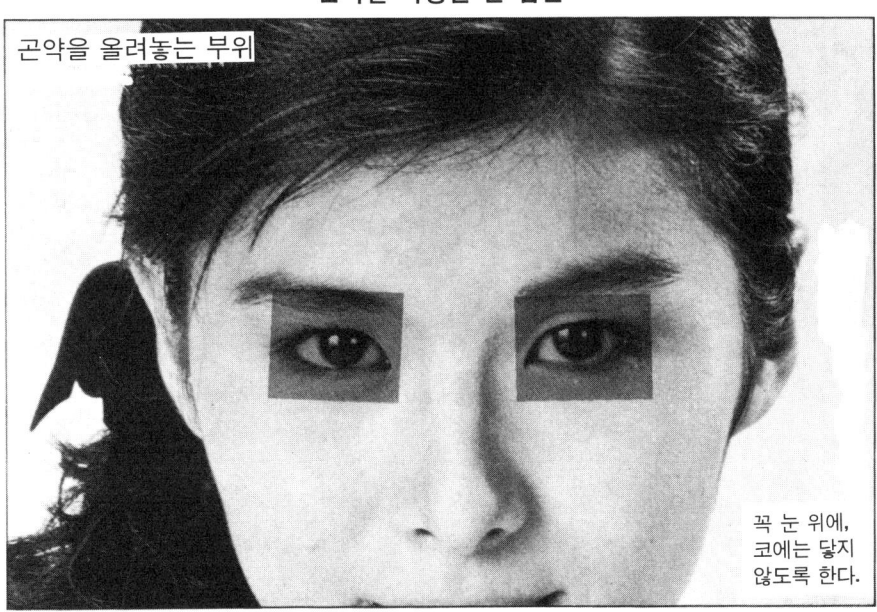

곤약을 올려놓는 부위

꼭 눈 위에, 코에는 닿지 않도록 한다.

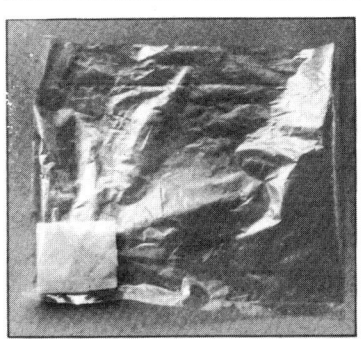

비닐 봉투에 넣으면 쉽게 차가워지지 않는다.

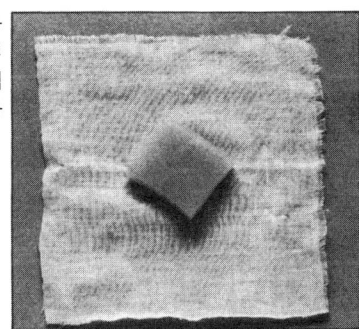

안경 렌즈 크기로 자른 곤약을 더운 물로 데워서 거즈로 싼다.

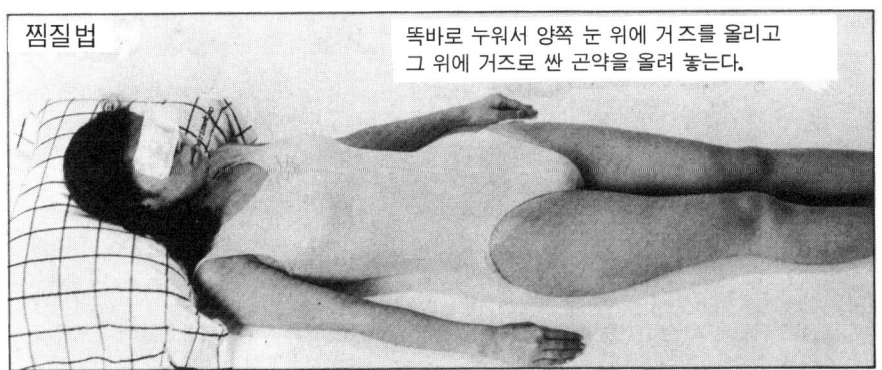

찜질법

똑바로 누워서 양쪽 눈 위에 거즈를 올리고 그 위에 거즈로 싼 곤약을 올려 놓는다.

① 지압으로 치료한다

금방 알 수 있는 훌륭한 지압점 찾는 법

동양의학의 지압(급소)은 신경과 근육이 반응하기 쉬운 지점과도 잘 일치되고 있다.

눈의 증상을 없애는 급소로서 알려져 있는 것은 얼굴에 있는 청명(晴明), 태양(太陽), 앞 머리에 있는 목창(目窓) 등인데, 특히 청명은 '눈동자를 밝게 한다'는 의미가 있고, 눈병의 특효 급소라고도 알려져 있다.

또 머리꼭대기에 있는 백회(百會)는 두뇌의 활동을 관장하는 가장 중요한 급소로, 눈의 급소 자극에는 불가결한 것이다. 그 외에 뒷머리에서 목, 어깨에 걸쳐서는 눈이 피로할 때 통증과 결림이 나타나기 쉬운 곳으로 급소도 몇 개가 있다. 또 목, 어깨의 활동과 관련된 팔꿈치에 있는 급소 자극도 효과적이다.

급소 찾는 방법

얼굴과 몸 생김이 각양각색으로 각기 다르듯이, 급소의 위치도 사람에 따라 다소 다르다. 또 급소는 점이라고 하기 보다 부위라고 생각하는 편이 좋고, 여기에 나타낸 위치를 기준으로 찾아주기 바란다.

급소를 찾을 때의 포인트

① 누르면 통증이 있다.

②누르면 다른 부위에까지 그 자극이 전해진다든지 퍼지는 듯한 느낌이 있다.

③①②와 같은 점에서 실제로 눌러보면 기분이 좋게 느껴지는 곳이 급소.

④급소의 위치는 몸의 크기에 따라 다르기 때문에 길이는 자신의 손가락 폭으로 잰다. 그때, 손가락 하나는 엄지손가락의 폭, 두개는 집게손가락과 중지, 세개는 집게손가락과 중지손가락과 약지, 네개는 거기에 새끼손가락을 더한 폭으로 나타낸다.

얼굴의 급소 찾는 방법

①태양(太陽)은 눈썹 바깥쪽의 끝과 눈 사이에서 손가락 폭의 하나 반 폭으로 바깥에 있다.

②목창(目窓)은 눈동자 바로 위의 앞머리가 난 데서부터 손가락 두개 폭으로 위로 올라간 부분에 있다.

③청명(睛明)은 눈 앞끝과 코의 사이이다.

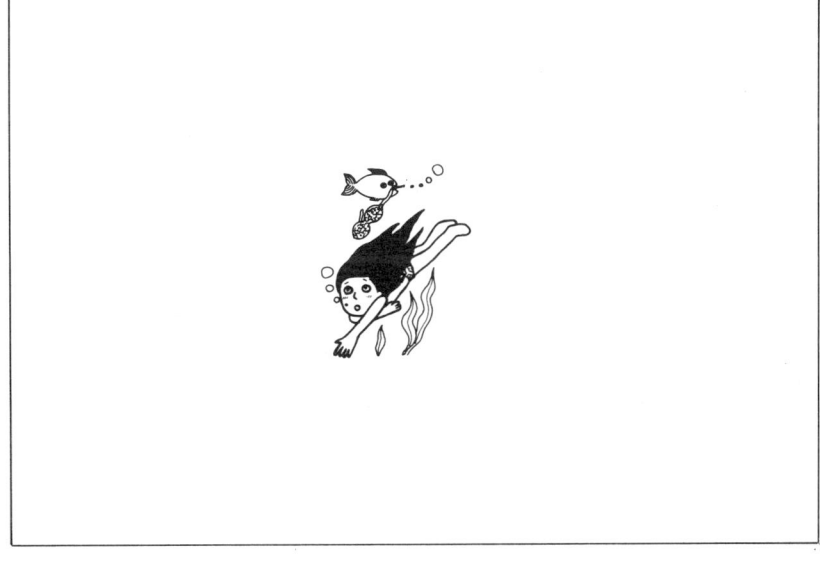

목, 어깨의 급소 찾는 방법

①견정(肩井)은 목덜미와 어깨끝의 중앙에서 어깨의 윗끝에 있다.

②천료(天髎)는 견정에서부터 손가락 하나 반 폭으로 바로 아래에 있다.

③천주(天柱)는 뒷머리가 나있는 끝에 있는 움푹 패인 곳의 바깥쪽을 세로로 따라 뻗어 있는 근육 승모근의 바깥이다.

④풍지(風池)는 뒷머리가 나있는 끝에서 천주로부터 약 손가락 하나 폭으로 바깥쪽에 있다.

머리, 목, 손의 급소 찾는 방법

①완골(完骨)은 귓부리 밑의 바로 뒷부분에 있다.

②백회는 양쪽 귀의 상단을 연결한 선의 중앙에서 양미간의 중앙을 똑바로 위로 올라간 선과 교차하는 지점에 있다.

③곡지(曲池)는 팔꿈치를 가볍게 구부렸을 때, 관절의 안쪽에 생기는 가로 주름의 엄지손가락 쪽의 끝에 있다.

④수삼리(手三里)는 곡지보다 손가락 세개 폭 만큼 손목 쪽에 있다.

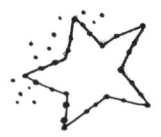

급소의 위치는 사람에 따라 다소 차이가 있다. 손가락으로 눌러 기분좋은 통증이 있는 곳을 가리킨다

눈의 피로에 유용한 얼굴의 지압점

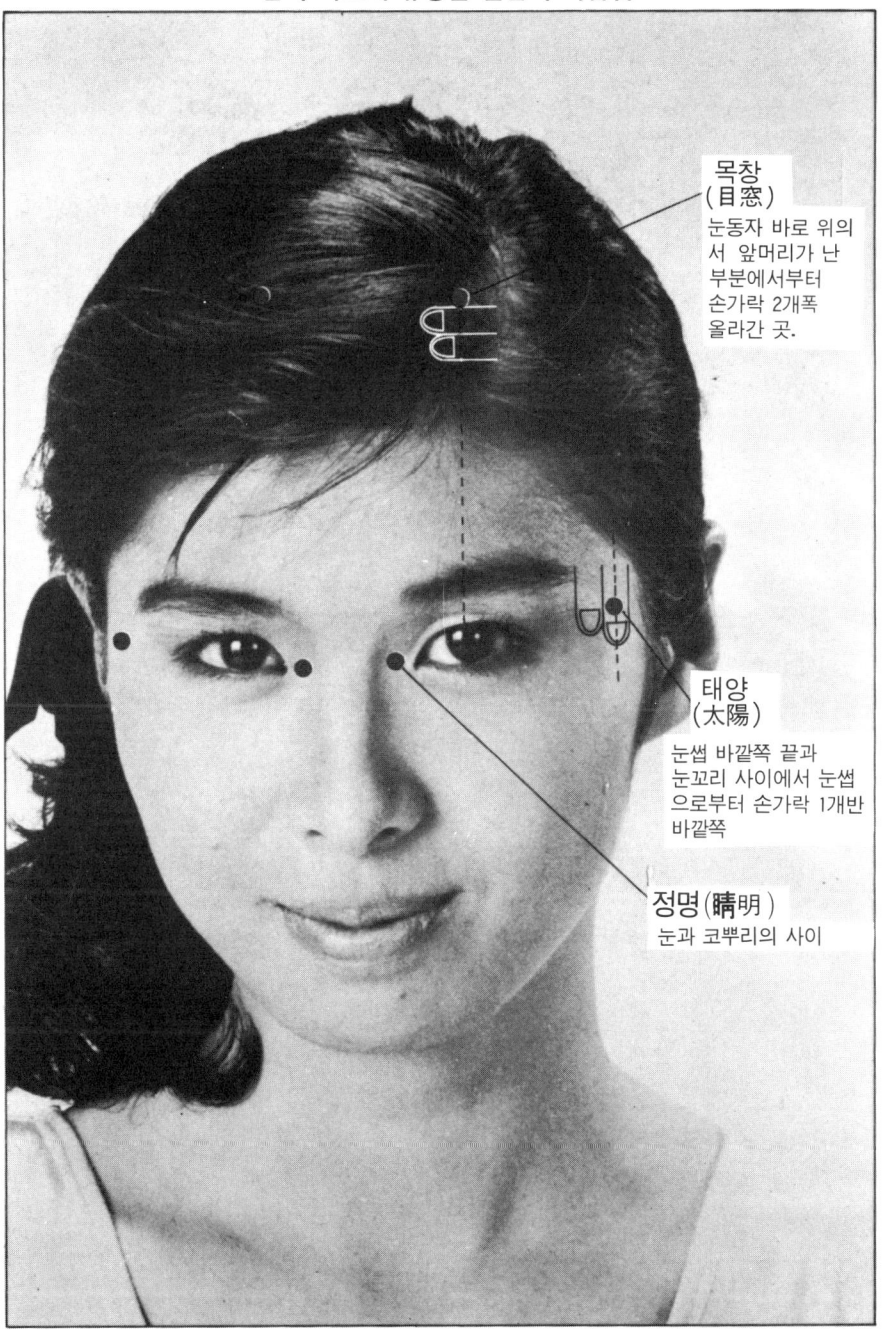

목창(目窓)
눈동자 바로 위의 서 앞머리가 난 부분에서부터 손가락 2개폭 올라간 곳.

태양(太陽)
눈썹 바깥쪽 끝과 눈꼬리 사이에서 눈썹 으로부터 손가락 1개반 바깥쪽

정명(睛明)
눈과 코뿌리의 사이

눈의 피로에 유용한 목, 어깨의 지압점

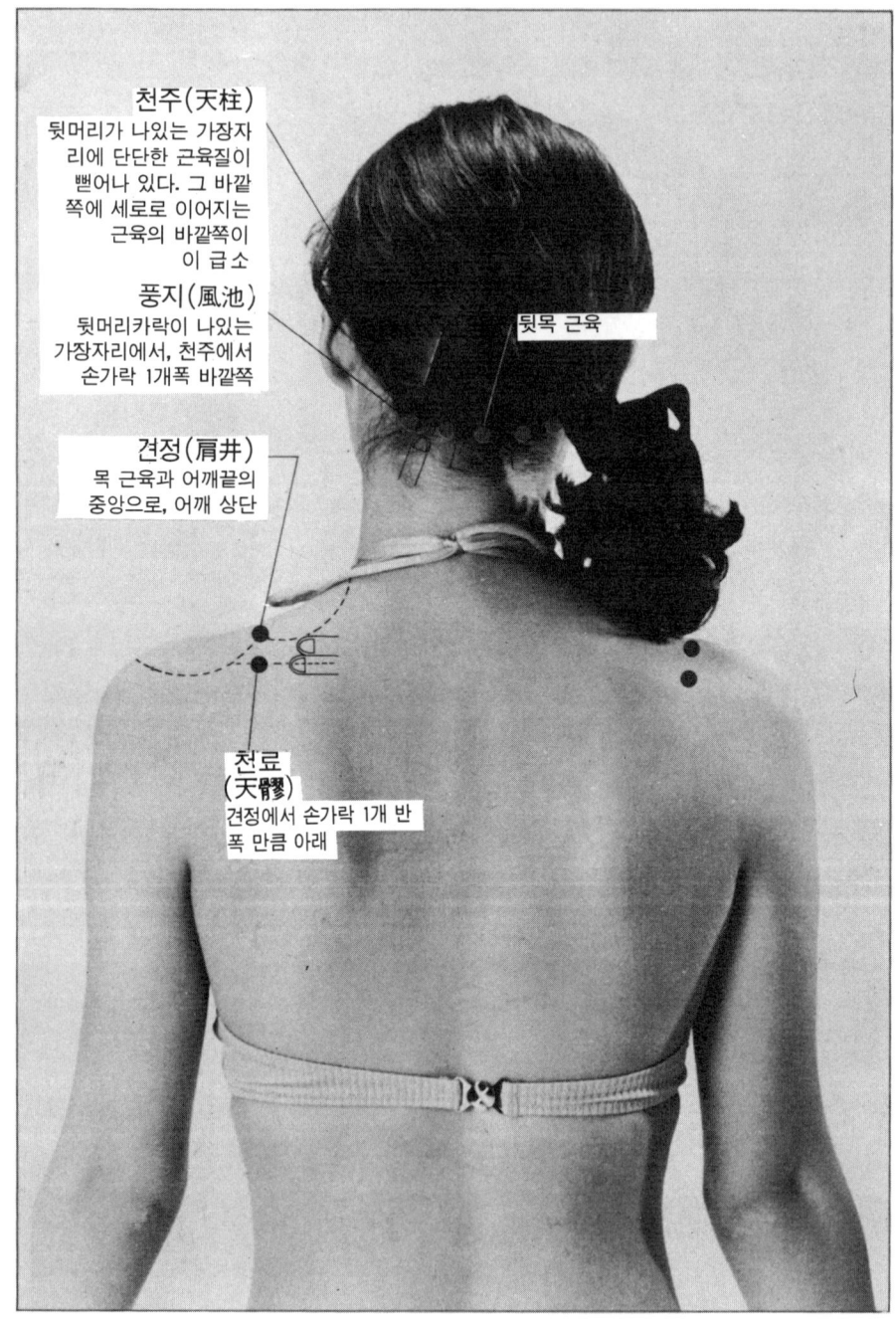

눈의 피로에 유용한 옆머리 부분과 손의 지압점

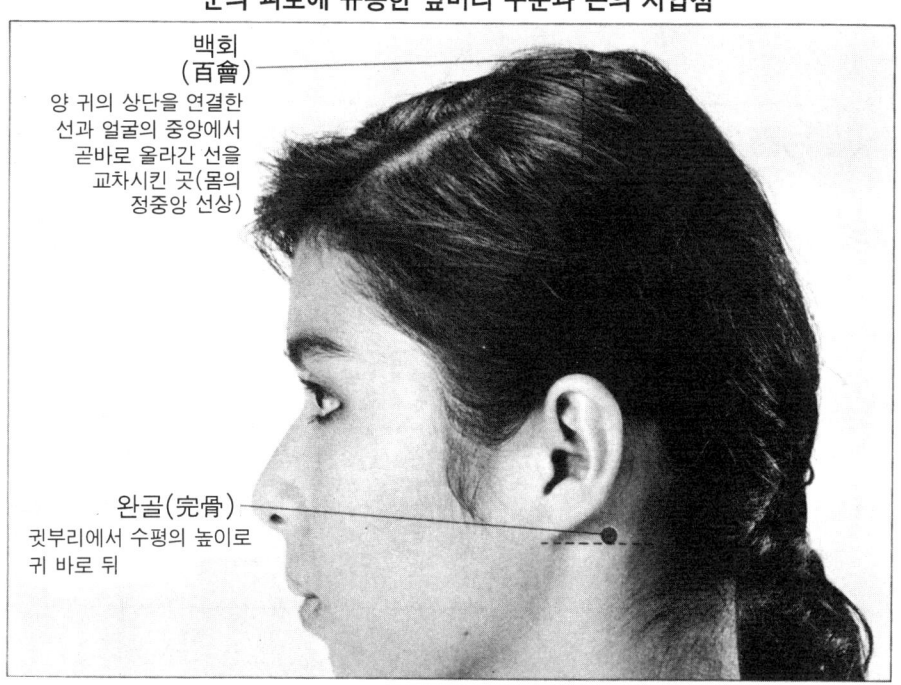

백회(百會)
양 귀의 상단을 연결한 선과 얼굴의 중앙에서 곧바로 올라간 선을 교차시킨 곳(몸의 정중앙 선상)

완골(完骨)
귓부리에서 수평의 높이로 귀 바로 뒤

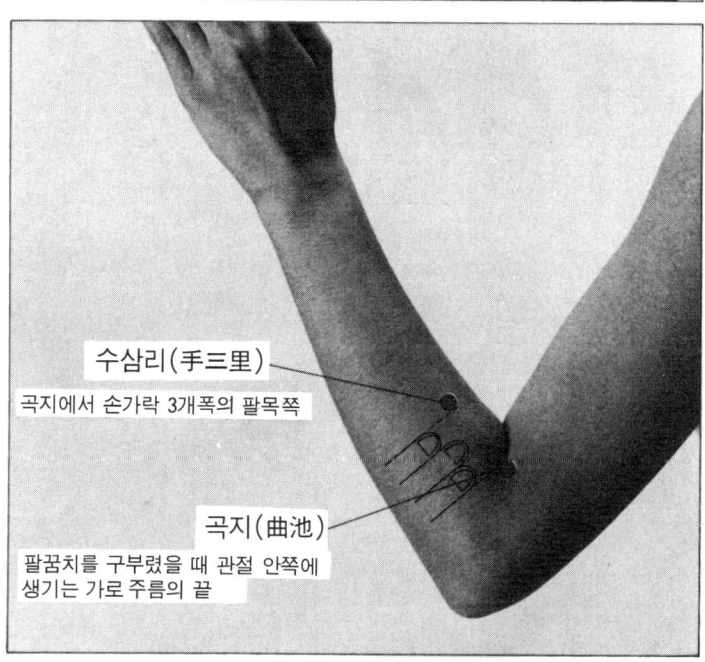

수삼리(手三里)
곡지에서 손가락 3개폭의 팔목쪽

곡지(曲池)
팔꿈치를 구부렸을 때 관절 안쪽에 생기는 가로 주름의 끝

② 지압으로 치료한다

효과적으로 누르는 지압법의 골자

　지압이란 급소에 손가락을 대고 힘을 줌으로써 불쾌증상을 고치는 방법을 말한다. 기분좋게 통증을 느낄 정도로 힘을 주는 것이 골자이다. 3~5kg 정도의 힘에 상당하기 때문에 한 번 헬스메타에 손가락을 대고 힘을 주어서 그 정도를 확인해 두면 좋을 것이다.
　힘이 지나치게 되면 오히려 신경과 근육을 아프게 할 수가 있다. 특히 눈 주변은 민감한 장소이기 때문에 힘을 너무 주지 않도록 주의해 주기 바란다.
　손가락 끝에 힘을 주고 나서 힘을 뺄 때까지의 시간은 2~3초 정도로 누를 때는 재빨리, 힘을 뺄 때는 서서히 손가락을 떼는 것이 요점이다. 또 누르는 순서는 몸의 말단에서부터 중심으로 향해서 나아간다. 횟수는 한 장소당 5~6번인데, 하나라면 손, 둘이라면 목, 지압할 곳이 2군데 이상일 때는 1군데를 계속해서 5~6번 누르지 말고, 번갈아가며 한 번씩 누르면서 5~6번 반복하도록 한다.
　누르는 방법으로는 엄지, 집게, 중지의 끝으로 누르는 단지법(單指法), 두개의 손가락과 3개의 손가락으로 동시에 누르는 합지법(合指法), 완골에 엄지 제1관절과 집게·중지 제2관절로 누르는 권골법(拳骨法), 완골에서 가볍게 두드리는 구타법(毆打法) 등이 있다.

단지법은 몸의 어느 부분에도 사용할 수 있는데, 머리 지압 등에서 손끝으로 능숙하게 힘을 주지 못할 경우에는 권골법으로 해도 좋을 것이다. 머리와 어깨는 구타법으로도 기분좋게 자극을 줄 수 있지만 안면에는 사용하지 말 것.

합지법은 배와 눈썹처럼 한 점에 힘을 집중시키면 위험할 때 넓은 부위로 확산시키기 위해 사용한다든지, 넓은 부위에 자극을 주고 싶을 때 사용한다.

지압 방법

① 수삼리(手三里)는 4개의 손가락과 엄지로 팔을 붙잡고, 엄지의 바닥은 급소에 대고 엄지에 힘을 주어 누른다.

② 천주(天柱) 지압은 의자 등을 이용하면 힘이 들어가 효과적이다. 의자 등에 팔을 붙이고 완골의 중지 제2관절을 급소에 대고 의자에 체중을 싣는 식으로 누른다.

③ 태양(太陽) 지압은 좌우 동시에 행한다. 양손의 엄지손가락 배를 각각의 급소에 대고, 손가락 끝에 힘을 주어 누른다. 조금 더 힘을 주고 싶을 때에는 천주와 마찬가지로 의자에 팔꿈치를 걸치고 완골의 중지를 급소에 대어 체중을 싣고 누르면 좋을 것이다. 단, 눈병 중일 때에는 자극을 주게 되면 악화되는 경우도 생긴다.

눈의 통증이 심하다거나 두통이 있고 열이 있으며, 눈에 바이러스나 세균 감염이 있을 때 등은 피하도록 한다.

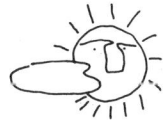

누르는 시간은 2~3초. 몸의 말단에서부터 중심을 향해 5~6회 지압한다.

특효 급소의 효과적인 지압방법

손가락 대는 법

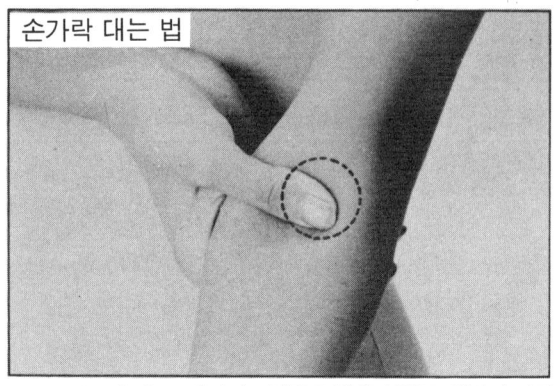

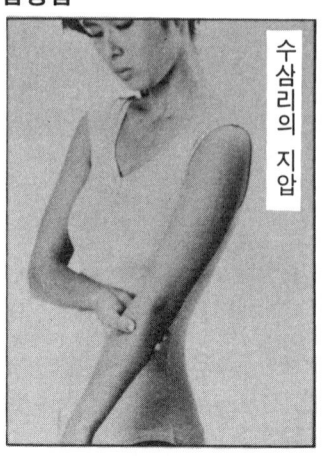

수삼리의 지압

엄지손가락과 다른 4개의 손가락으로 팔을 붙잡고, 엄지의 바닥을 급소에 대고 2~3초간 누른다.

손가락 대는 법

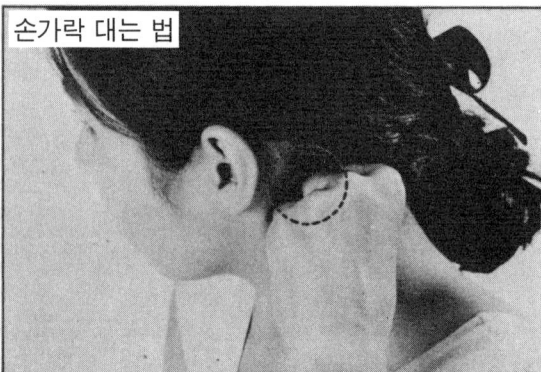

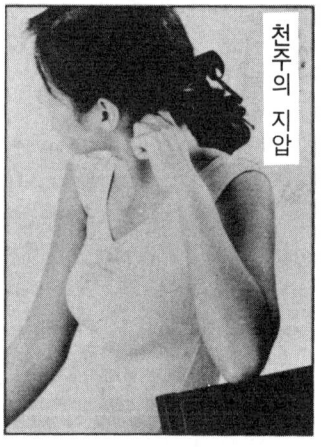

천주의 지압

의자의 등에 팔꿈치를 댄다. 주먹쥔 손의 중지 제2관절을 급소에 대고, 그대로 의자에 몸을 기댄다

손가락 대는 법

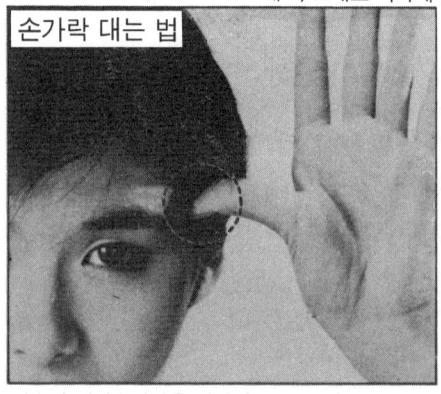

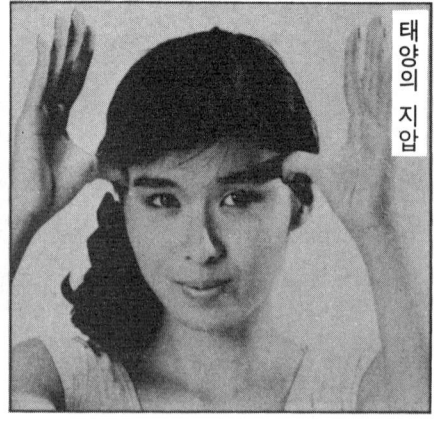

태양의 지압

양손의 엄지손가락을 각각의 급소에 댄다.

③ 지압으로 치료한다

눈이 가물가물할 때

　피로한 눈은 전신이 피로할 때 생기기 쉽다. 그 중에서도 중·노년의 전신피로는 지나친 노동과 수면부족에서 생기는 경우가 대부분이다. 이와 같을 때에는 혈액순환이 나쁘고 몸의 모든 기능이 저하되어 있다.
　안구를 보호하고 있는 눈꺼풀(안검)은 맘대로근 가운데서도 가장 얇고, 일초에 몇 백분의 일의 속도로 순간적으로 눈꺼풀을 반복해서 움직이고 있다. 그것만으로도 눈꺼풀에 있는 근육, 신경, 혈관은 다른 기관에서는 볼 수 없을 정도로 치밀하게 되어 있다고 볼 수 있다. 그렇기 때문에 전신피로가 눈꺼풀의 기능까지도 저하시켜 눈꺼풀을 끌어당길 수 없게 되기 때문에 눈이 가물가물하게 되는 것이다.
　눈꺼풀의 기능을 올리기 위해서는 완골, 천주, 청명, 백회의 급소지압이 효과적이다.
　완골은 두통과 안면신경 경련 등 신경의 활동이 나빠질 때 사용되는 급소로, 눈병 때에도 자주 사용된다. 천주는 그 이름만으로도 알 수 있듯이, 하늘 즉, 머리를 떠받치는 기둥으로 가슴이나 신경의 활동이 나빠진 때 이외에도 눈, 귀, 목의 병에서부터 요통까지 굉장히 빈번하게 사용되는 급소이다.
　눈의 가물거림이 심할 때에는 이 외에 팔꿈치의 안쪽에 있는 곡지와 눈썹 바로 위에 있는 미중(眉中) 두가지를 더한다. 곡지, 미중 모두 엄지손가락 끝으로 누른다. 또 전신피로를 풀기 위해 급소 지압 전에 고양이체조를 하면 더 한층 효과적이다.

목의 지압 방법

①완골은 귓부리 아래부분에서 바로 귀 뒤에 있다. 먼저 여기에 양손의 엄지손가락 끝을 대고 손가락 끝을 세우듯이 하여 누른다.

②다음으로 천주 지압을 한다. 천주는 뒷머리가 나있는 곳에 있는 움푹 들어간 근육의 바깥쪽으로 세로로 뻗어있는 근육의 바깥쪽에 있다. 이 급소에 주먹의 제2관절을 대어 지압한다. 의자 등에 팔꿈치를 대고 행하면 잘 된다.

③완골과 천주의 지압을 5~6회 반복하면 청명으로 옮겨간다.

얼굴, 머리의 지압 방법

①청명은 눈과 코 사이에 있다. 여기를 좌우 동시에 지압한다. 엄지손가락 끝을 급소에 대고, 손가락 끝을 세우듯이 해서 누른다. 5~6회 반복해서 누르면 백회로 옮겨간다.

②백회는 양쪽 귀의 끝을 연결시킨 선의 중앙에서 몸의 한가운데를 달리는 선(正中線) 위에 있다. 중지를 세우듯이 해서 누르든지 주먹의 엄지 제1관절로 누른다.

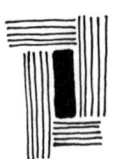

특히 귓부리에서 바로 뒷부분을 엄지 손가락 끝을 세우듯이 해서 누른다

눈의 피로에 효과가 있는 급소의 지압

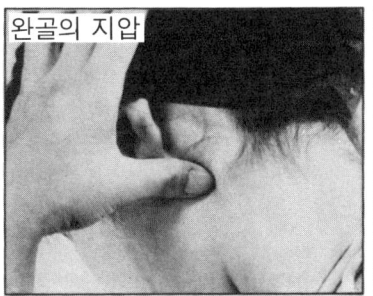

완골의 지압

양손의 엄지손가락 끝을 각각의 급소에 대고 손가락 끝을 세우듯이 해서 누른다.

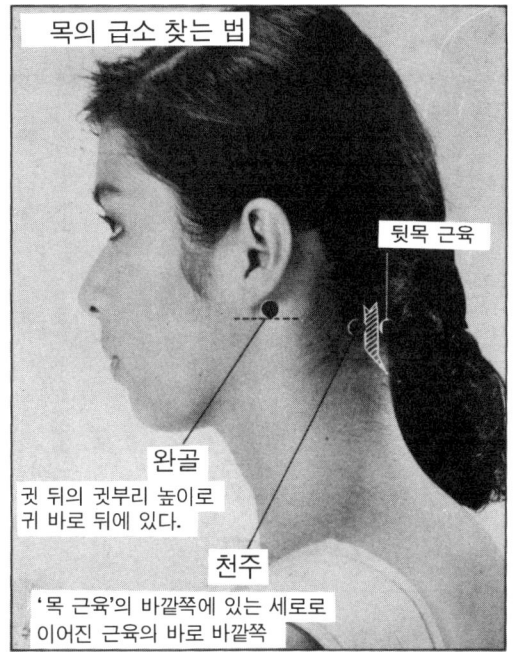

목의 급소 찾는 법

뒷목 근육

완골
귓 뒤의 귓부리 높이로 귀 바로 뒤에 있다.

천주
'목 근육'의 바깥쪽에 있는 세로로 이어진 근육의 바로 바깥쪽

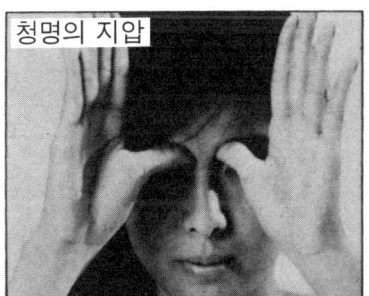

청명의 지압

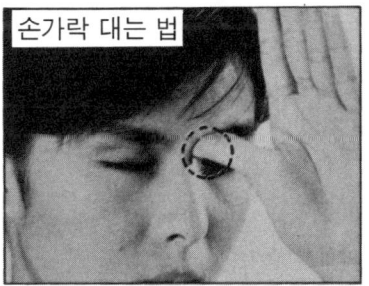

손가락 대는 법

양손의 엄지 끝을 각각의 급소에 대고 세우듯이 하면서 누른다.

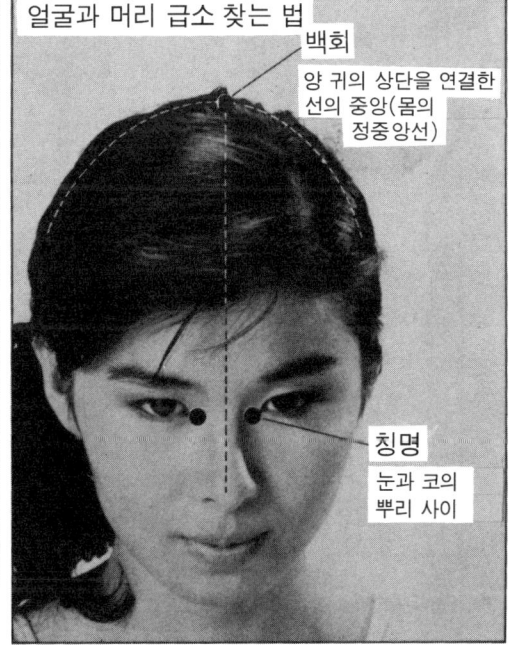

얼굴과 머리 급소 찾는 법

백회
양 귀의 상단을 연결한 선의 중앙(몸의 정중앙선)

청명
눈과 코의 뿌리 사이

④ 지압으로 치료한다

눈 안이 아플 때

눈이 피곤하면 자주 눈 안에 가벼운 통증이 생긴다. 이럴 때에는 앞머리 부분의 목창과 얼굴에 있는 태양, 미중, 청명 급소를 지압하면 통증이 사라진다.

동양의학에서는 기(氣), 혈(血), 수(水)의 정체(停滯)에 따라 병이 발생한다고 생각하고 있다.

기(氣)란 전신을 도는 일종의 에너지인데, 목창은 눈에 통하는 기의 출입구로서 안구 동통의 특효혈로 알려져 있다.

따라서 여기에 소개한 급소 가운데서도 목창에의 자극을 염두에 두고 행하도록 한다.

또한 태양과 미중은 편두통이나 눈병일 때 사용되는 급소인데, 특히 태양은 눈의 기능을 높일 때에 무척 유효하다.

단, 눈의 통증은 녹내장, 홍채염, 각막염 등 눈병이 생겼을때에 발생한다. 통증이 심할 때, 두통, 구역질, 열 등을 수반할 때에는 지압을 해서는 안된다.

지압 방법

①태양은 눈썹 바깥쪽 끝과 눈꼬리 사이에서 손가락 한개 반 폭으로 바깥쪽에 있다. 주먹을 쥐고 집게 손가락 제2관절로 이 급소를 좌

우 동시에 지압한다.

②다음은 목창을 같은 요령으로 지압한다. 목창은 눈동자 바로 위로, 앞머리가 나있는 데서부터 손가락 2개분량 만큼 올라간 곳에 있다.

③눈동자 바로 위에서 눈썹 바로 위에는 미중이 있다. 미중을 엄지손가락 끝으로 좌우 동시에 지압한다.

④이번에는 눈머리(목두)와 콧마루의 사이에 있는 청명을 엄지손가락 끝으로 좌우 동시에 지압한다. 이상의 급소 지압을 5~6회 반복 실시한다.

⑤맨마지막에 목창을 주먹쥐고 엄지손가락 제1관절로 좌우 동시에 가볍게 10번 정도 두드린다.

이상과 같은 급소 자극만으로도 효과가 있지만, 눈꺼풀 언저리를 면봉으로 자극을 주면 한층 효과적이다.

면봉을 사용한 눈썹 마사지

①윗 눈꺼풀을 손가락 끝으로 조금 들어올리고, 속눈썹의 안쪽으로부터 가장자리를 면봉 끝으로 눈꼬리 쪽으로 2~3회 문지른다.

이것을 거울을 보면서 한번씩 눈을 감고 쉬어가면서 행한다.

②아래 눈꺼풀을 손가락 끝으로 내리고, 속눈썹 안쪽을 마찬가지로 면봉으로 2~3회 선을 그리듯 문지른다.

윗 눈꺼풀의 속눈썹 바깥쪽 가장자리를 마찬가지로 면봉으로 2~3회 문지른다.

④아래 눈꺼풀의 속눈썹 바깥쪽 가장자리를 역시 같은 식으로 면봉으로 2~3회 문지른다.

면봉 자극을 할 경우 면봉이 안구에 닿지 않도록 충분히 주의한다.

머리가 난 부분에서 손가락 폭 2개 만큼 위로 올라간 곳을 인지의 제2관절로 지압한다.

눈안이 아픈 타입의 눈의 피로에 유용한 급소 지압

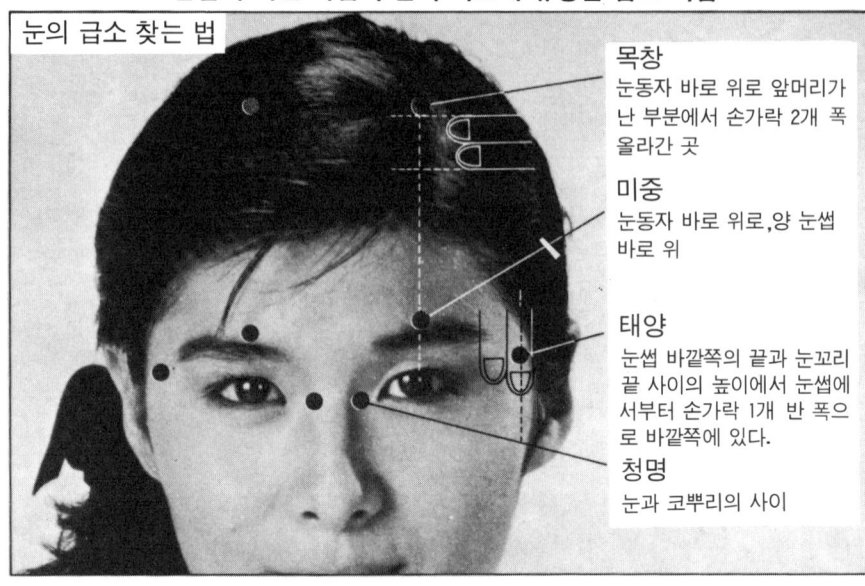

눈의 급소 찾는 법

목창
눈동자 바로 위로 앞머리가 난 부분에서 손가락 2개 폭 올라간 곳

미중
눈동자 바로 위로, 양 눈썹 바로 위

태양
눈썹 바깥쪽의 끝과 눈꼬리 끝 사이의 높이에서 눈썹에서부터 손가락 1개 반 폭으로 바깥쪽에 있다.

청명
눈과 코뿌리의 사이

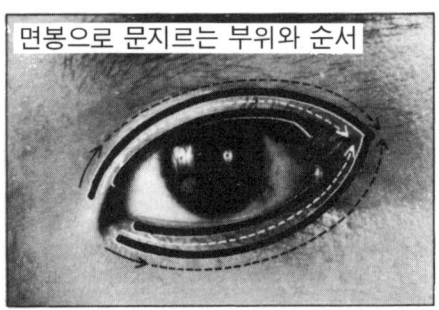

면봉으로 문지르는 부위와 순서

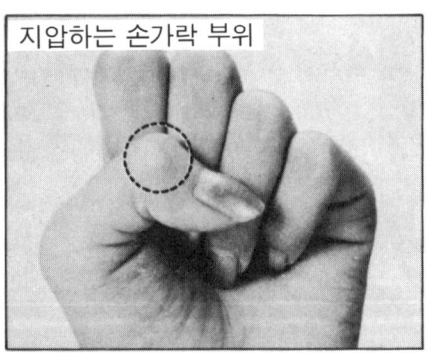

지압하는 손가락 부위

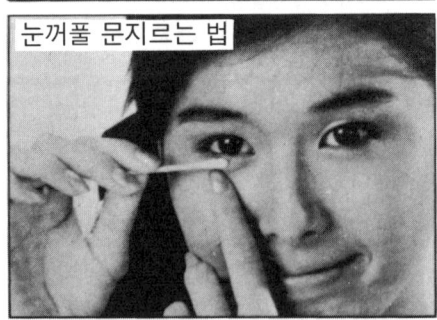

눈꺼풀 문지르는 법

윗 속눈썹의 안쪽, 아래 속눈썹의 안쪽, 윗 속눈썹의 바깥쪽, 아래 속눈썹의 바깥쪽을 눈 앞쪽에서 눈꼬리 끝쪽으로

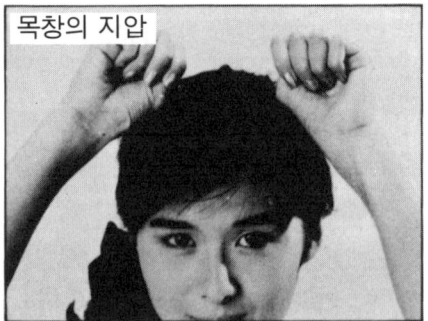

목창의 지압

양손으로 주먹을 만들어 엄지의 관절로 가볍게 10번 정도 두르린다.

⑤ 지압으로 치료한다

두통도 함께 일어날 때

　피곤한 눈 때문에 머리가 무거워진다든지, 아파진다든지 하는 경험을 가진 사람은 많으리라 생각한다. 눈은 뇌의 일부라고 생각되어져 있고, 눈의 피로는 뇌의 피로라고도 볼 수 있기 때문에 두통과 두중(頭重)이 같이 생기는 것도 당연한 것이다.
　몸이 피곤하면 몸의 여기저기에 탄산가스를 비롯한 노폐물, 유산을 선두로 하는 피로물질이 고이게 되며, 눈과 머리에도 당연히 늘게 된다. 즉, 말하자면 가벼운 탄산가스 중독과 같은 것으로서 그것이 두통과 두중을 일으키는 원인이 되는 것이다.
　이와 같은 증상이 되면 혈액순환도 나빠지고 그 때문에 몸의 여기저기에 고여 있던 탄산가스와 피로물질이 좀처럼 빠져나가지 않게 되어버리는 것이다.
　이런 때는 급소 지압을 해서 혈액순환을 촉진시켜 주어야 하는 것이다.
　혈액순환이 좋아지면 몸에 고여있던 탄산가스의 피로물질이 몸 밖으로 빨리 배출되고, 대신에 신선한 산소와 영양소가 돌게 되는 것이다. 급소 지압으로 피로회복을 촉진시키는 효과가 있다는 것은 바로 이 때문이다.

두통을 수반하는 안정피로의 경우는 혈액순환을 촉진시킴과 동시에 두통을 빨리 해소시키려고 두통에 특효가 있는 급소를 중심으로 지압한다.

두통에 잘 듣는 급소 가운데서도 제일로 들 수 있는 것이 바로 태양이다. 머리가 아프게 되면 우리들은 자연히 머리를 누르게 되는 것이다. 그것은 여기를 자극하면 아픔이 가벼워진다든지 기분이 좋아진다는 것을 체험적으로 알고 있기 때문이다.

두통에 잘 듣는 제2의 급소는 옆머리 부분에 있는 각손(角孫)이다. 각손은 두통과 눈병에 유효할 뿐만 아니라 귀, 코, 이, 삼차신경통(三叉神經痛) 때에도 사용되는 급소이다. 이 두가지의 급소에 청명과 백회를 더한다.

지압 방법

①각손(角孫)은 귀 윗부분 바로 위에 있다. 이 부분을 손가락 끝으로 누르면서 파고들어가 보면 옆머리 전체에 압박감이 퍼져나가게 된다.

먼저, 이 각손 급소에 좌우 엄지손가락 끝을 각각 대고 손가락 끝을 세우듯 하면서 지압한다.

②다음은 눈썹 바깥쪽 끝과 눈 사이에 손가락 폭 1개반 바깥쪽에 있는 태양을 지압한다. 태양은 주먹을 만들어 집게손가락 제2관절로 천천히 신중하게 누른다.

③청명은 눈과 코 사이에 있다. 여기는 엄지손가락 끝으로 좌우 동시에 압박한다. 각손에서부터 청명까지 5~6회 지압해 준다.

④양 귀의 윗끝을 연결한 선 중앙에 있는 백회는 귀 뒤로 가운데 손가락을 세우듯 하면서 누른다.

어깨 바깥쪽 끝과 눈 사이에서 손가락 폭 1개반 바깥쪽을 천천히 지압한다

두통을 동반한 눈의 피로에 유용한 급소 지압

각손의 지압
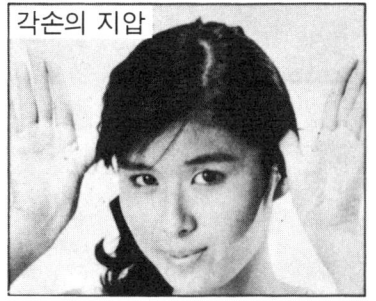

손가락 대는 법
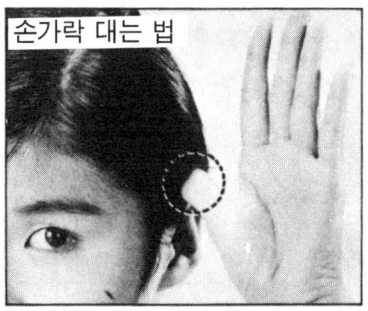
양손의 엄지 끝을 급소에 댄다

머리의 급소 찾는 법
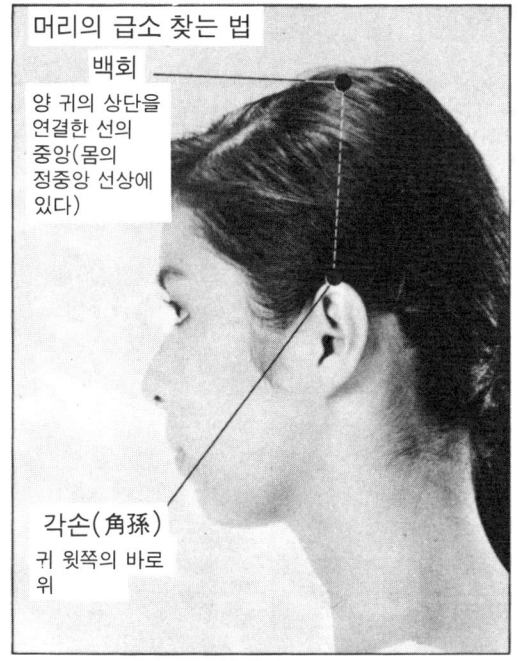

백회
양 귀의 상단을 연결한 선의 중앙(몸의 정중앙 선상에 있다)

각손(角孫)
귀 윗쪽의 바로 위

태양의 지압
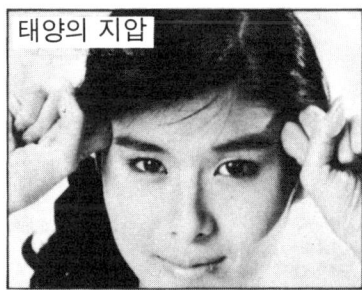

손가락 대는 법
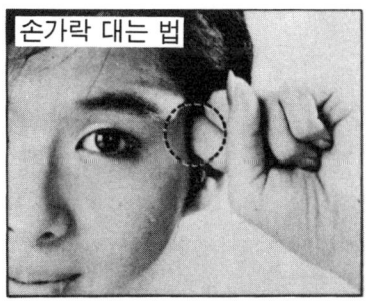
주먹을 만들어 집게 손가락 제2관절을 급소에 댄다.

얼굴의 급소 찾는 법
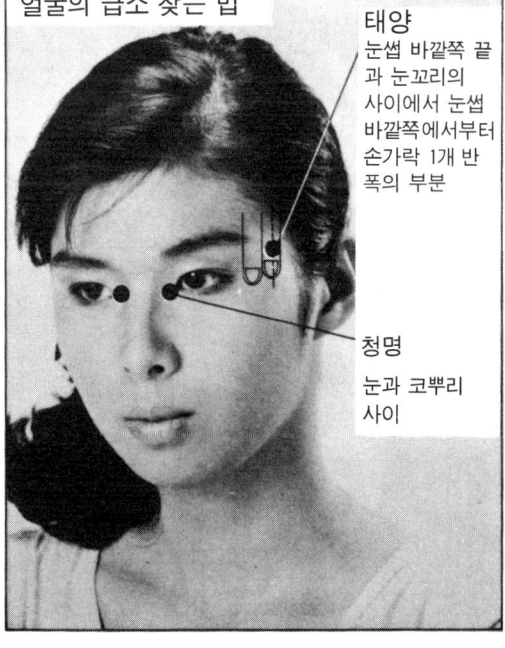

태양
눈썹 바깥쪽 끝과 눈꼬리의 사이에서 눈썹 바깥쪽에서부터 손가락 1개 반 폭의 부분

청명
눈과 코뿌리 사이

⑥ 지압으로 치료한다

어깨 결림을 수반할 때

어깨결림은 이 이상 무리를 더하면 병적 증상이 나타난다고 하는 경고반응(警告反應)이라고 할 수 있다. 특히 자주 눈을 사용하는 직업인은 눈이 피로할 때 반드시라고 해도 좋을 정도로 어깨결림을 수반하는 것이다.

어깨결림이 있는 상태에 익숙해지면 그다지 고통을 느끼지 않게 되는 일도 있는데, 이와 같은 사람은 눈의 주위만을 지압해도 좀처럼 피로한 눈이 낫지 않는다. 오히려 어깨결림을 고치는 지압법에 중점을 두어야 하는 것이다.

사용하는 급소는 어깨에 있는 견정, 천료, 목에 있는 천주와 풍지, 팔꿈치 안쪽에 있는 곡지이다. 특히 견정과 천료는 어깨결림에 특효가 있는 급소이기 때문에 정성스럽게 지압해 주기 바란다.

곡지의 지압 방법

①곡지는 팔꿈치를 가볍게 굽힐 때 생기는 가로 주름의 엄지손가락 쪽 끝에 있다.

②팔꿈치의 힘을 빼고 다른 한쪽의 4개의 손가락과 엄지손가락으로 팔을 잡고, 엄지손가락 끝을 급소에 대고 손가락 끝으로 누른다. 여기를 5~6회 반복해서 누른다.

나무망치로 어깨의 급소를 자극한다

①견정은 목 뿌리와 어깨 끝의 중앙에서 어깨 위 끝에 있다. 천료는 견정에서부터 손가락 폭 1개 반 바로 밑에 있다.

②앉아서 나무망치로 먼저 좌우의 천료를 10번씩, 이어서 견정도 10번씩 가볍게 두드린다.

③나무망치로 급소를 잘 맞추지 못했을 때는 급소에 국한시키지 말고 어깨 전체를 좌우로 각각 20번씩 가볍게 두드려도 효과가 있다.

④조금 더 강한 자극을 더하고 싶을 때에는 빈 맥주병의 입을 잡고 나무망치와 똑같이 가볍게 두드린다.

맥주병을 사용한 목의 자극

①천주는 뒷머리가 나있는 가장자리에 있는 움푹 들어간 부분의 바깥쪽에 세로로 있는 근육 바깥쪽에 있다. 풍지는 천주에서부터 손가락 하나 폭 바깥쪽에 있다.

②드러누워서 맥주병을 천주와 풍지 급소에 맞추도록 해서 목 아래에 집어넣는다. 그리고 목을 좌우로 5번 정도씩 움직이면 천주와 풍지를 동시에 자극할 수 있다.

③지압을 할 때는 천주도, 풍지도 의자의 등에 팔꿈치를 붙이고, 주먹 쥔 상태로 가운데 손가락 제2관절을 급소에 대고 의자에 기대듯이 밀어 누른다.

풍지, 천주의 순서로 5~6회 반복한다.

어깨결림이 낫는 것과 동시에 피로한 눈의 증상도 해소되는데 눈의 피로가 그래도 낫지 않을 때에는 태양과 청명에 지압을 가해준다.

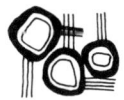

> 목뿌리와 어깨 끝의 중앙, 어깨 위 끝에서 손가락 폭 1개 반 아래를 각 10회, 가볍게 두드린다.

어깨결림을 동반한 눈의 피로에 유용한 지압

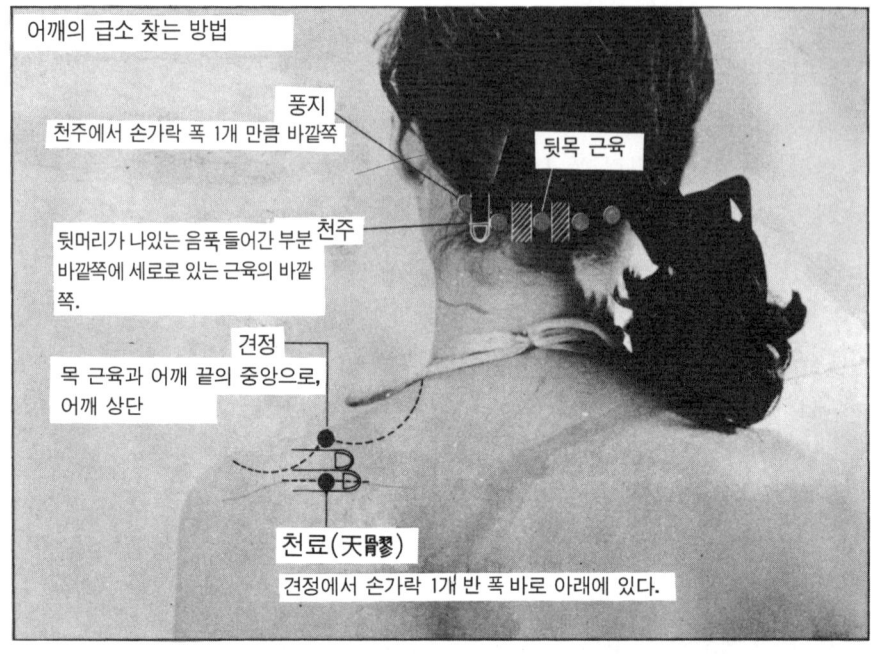

어깨의 급소 찾는 방법

- **풍지**: 천주에서 손가락 폭 1개 만큼 바깥쪽
- **뒷목 근육**
- **천주**: 뒷머리가 나있는 음푹 들어간 부분 바깥쪽에 세로로 있는 근육의 바깥쪽.
- **견정**: 목 근육과 어깨 끝의 중앙으로, 어깨 상단
- **천료(天髎)**: 견정에서 손가락 1개 반 폭 바로 아래에 있다.

나무망치로 어깨를 두드린다

천료·견정의 급소를 나무망치로 가볍게 10번씩 두드린다. 앉아서 해도 좋다.

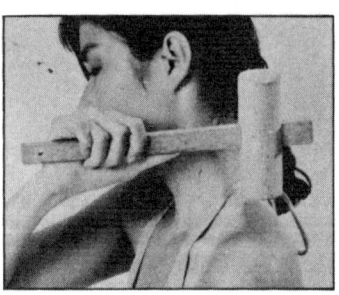

맥주병을 사용한 지압

똑바로 누워서 목 아래에 맥주병을 넣고, 머리를 좌우로 5번씩 움직이면 천주와 풍지가 효율 좋게 지압된다.

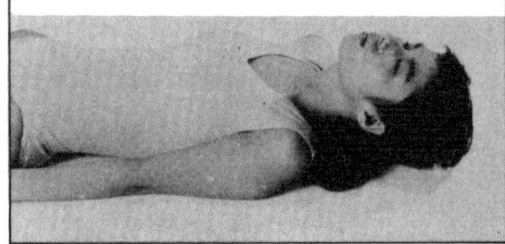

곡지의 지압

엄지손가락과 다른 네 손가락으로 팔을 붙잡고 엄지손가락의 끝을 급소에 대고 누른다.

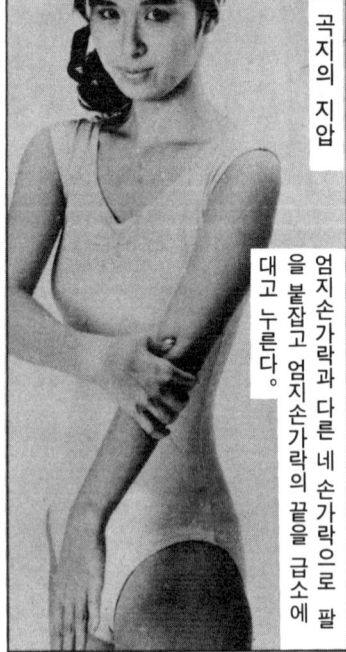

7 지압으로 치료한다

정신적인 피로에서 오는 눈의 피로에는

　기계화, 관리화가 진보된 오늘날에는 육체적 피로 보다는 오히려 정신적 피로가 많다고 볼 수 있다. 정신적 피로는 여러가지의 병을 유발시키는 원인이 되는 것으로 알려져 있는데, 안정피로도 또한 일으키기 쉽다.
　정신적 피로는 대사활동을 활발히 하지 못하기 때문에 휴양뿐만이 아니라 몸을 움직인다든지, 급소 지압 등을 해서 대사를 높이고 피로도 빨리 회복하도록 해야 한다.
　지압은 발바닥의 용천(湧泉)을 비롯해서 손목의 신문(神門), 내관(內關)으로 옮겨가서 청명, 백회까지 행한다.
　용천은 '물이 끓어오르는 샘'이라는 이름 그대로 생명력이 흘러 넘치는 원천으로서 명혈(名穴)의 하나로 손꼽히고 있다.
　정신피로는 원래 정신질환과 히스테리, 고혈압, 요통 등 갖가지의 증상을 해소시키는데 사용되고 있다. 신문, 내관도 신경쇠약, 노이로제 등 정신적인 트러블에 효력 있는 급소로 정신적 피로를 회복시키기 위해서는 빠뜨릴 수 없다.
　동양의학에서는 자주 이와 같이 증상을 일으킨 지점에서 멀리 떨어진 장소를 지압한다든지 마사지하는 경우가 있는데, 떨어진 장소에도 반응점이 있다는 것은 과학적으로도 증명되고 있다.

지압 방법

①용천(湧泉)은 발바닥에서 두번째 발가락 아래의 두 개의 주름이 움푹 패인 곳에 있다. 바닥에 앉든지 의자에 앉아서 한쪽 발을 다른 다리 무릎 위에 올려놓고, 엄지손가락의 끝을 급소에 대고 손가락 끝을 세우듯이 해서 5~6회 누른다. 엎드려 누워서 발바닥 전체를 어린 애에게 2~3분간 밟아달라고 해도 기분이 좋고 효과도 있다.

②신문(神門)은 손목 안쪽의 새끼손가락 쪽의 끝에서 관절의 가로 주름 위에 있다.

한쪽 손 4개의 손가락으로 손목의 등쪽을 받치고, 엄지손가락 끝을 급소에 대어 손가락 끝을 세우듯이 해서 눌러준다.

③내관(內關)은 손목의 관절 중앙에서부터 손가락 폭 3개 분량 만큼 팔꿈치 쪽으로 있다. 4개의 손가락으로 팔을 받치고, 엄지손가락 끝을 세우듯이 해서 누른다. 신문, 내관과 함께 번갈아 5~6회씩 지압한다.

④청명(晴明)은 목두와 비근(鼻筋 : 비량) 사이에 있다. 양손 엄지 손가락 끝을 각각의 급소에 대고 손가락 끝을 세우듯이 해서 누른다. 5~6회 행한다.

⑤백회(白會)는 양쪽 귀의 윗끝을 연결한 선의 중앙에 있다. 여기를 가운데 손가락을 세우듯이 하여 누르든지 주먹 모양으로 만들어 엄지 손가락 제1관절로 누른다. 백회도 5~6번 지압한다. 주먹 쥔 상태로 엄지손가락 제1관절로 가볍게 10번 정도 두드려도 좋을 것이다.

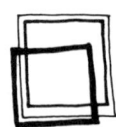

발바닥의 움푹 패인 주름진 곳을 엄지손가락 끝으로 눌러 들어간다. 발 전체를 밟는 것도 좋다

정신피로가 원인인 눈의 피로에 유용한 급소 지압

용천의 지압

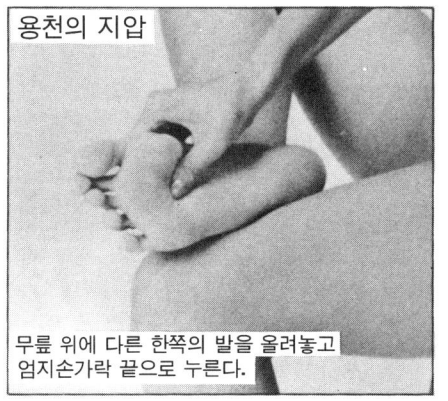

무릎 위에 다른 한쪽의 발을 올려놓고 엄지손가락 끝으로 누른다.

발의 급소 찾는 법

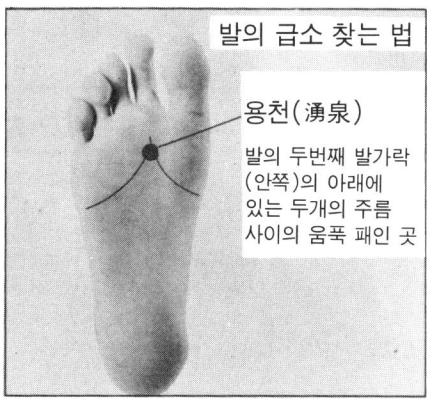

용천(湧泉) 발의 두번째 발가락(안쪽)의 아래에 있는 두개의 주름 사이의 움푹 패인 곳

내관(內關)의 지압

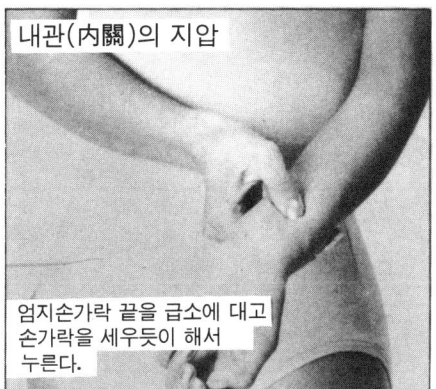

엄지손가락 끝을 급소에 대고 손가락을 세우듯이 해서 누른다.

손의 급소 찾는 법

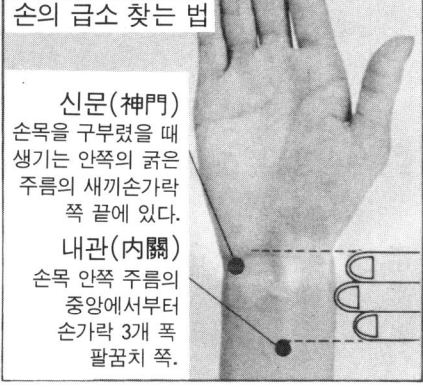

신문(神門) 손목을 구부렸을 때 생기는 안쪽의 굵은 주름의 새끼손가락 쪽 끝에 있다.

내관(內關) 손목 안쪽 주름의 중앙에서부터 손가락 3개 폭 팔꿈치 쪽.

얼굴, 머리의 급소 찾는 법

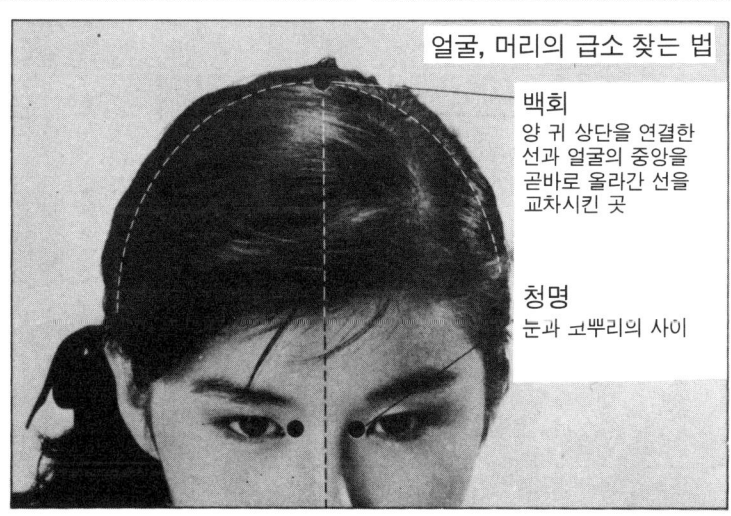

백회 양 귀 상단을 연결한 선과 얼굴의 중앙을 곧바로 올라간 선을 교차시킨 곳

청명 눈과 코뿌리의 사이

⑧ 지압으로 치료한다

눈이 경련을 일으킨다면

수면부족이 계속되어 눈의 피로가 극심해지면 눈꺼풀과 눈 주변이 파르르 떨리면서 경련을 일으킬 수가 있다. 이 경련은 자신의 의지로는 멈추게 할 수 없다.

눈꺼풀과 안구의 운동은 맘대로근으로 되어져 있기 때문에 자신의 의지로 움직이게 할 수 없는 것이다. 그런데 어느 정도의 피로 때문에 혈행이 나빠지고 부분적으로 저산소, 저혈당, 신진대사 장해가 일어나면 말초신경이 항진해서 뇌(腦) 지배에서 이탈하게 되어 움직이기 시작하는 것이다.

이런 때는 먼저 전신피로를 풀고, 대사활동을 활발히 하기 위해서 눈, 팔, 목, 얼굴과 급소를 많이 지압한다.

지압을 하기 전에 전신을 움직이는 '고양이 체조'를 2회 반복하면 한층 효과적이다. 또 체조나 지압 뿐만 아니라 수면을 충분히 취하고 빨리 고치도록 한다.

손, 팔의 지압 방법

①대골공(大骨空)은 손등쪽, 엄지손가락 관절 중앙에 있다. 4개의 손가락을 쥐고 엄지손가락 끝을 급소에 대고 손가락 끝을 세우듯이 하여 누른다. 5~6회 반복해 준다.

②수삼리(手三里)는 다음의 곡지에서 손가락 3개 폭 만큼의 손목쪽에 있다. 4개의 손가락과 엄지 손가락으로 팔을 잡고 엄지손가락 끝을 세우듯이 하여 누른다.

③곡지는 팔꿈치를 가볍게 구부렸을 때 생기는 가로 주름의 엄지손가락 끝에 있다. 수삼리와 마찬가지로 엄지손가락 끝을 세우듯이 하여 누른다. 수삼리와 곡지를 번갈아가며 5~6회 반복해서 지압한다.

목, 얼굴의 지압 방법

①풍지(風池)는 다음의 천주에서 손가락 1개 분량 만큼 바깥쪽에 있다. 완골의 지압과 마찬가지로, 양손의 엄지손가락 끝을 각각의 급소에 대고 손가락 끝을 세우듯이 해서 누른다. 의자에 앉아 의자 등에 팔꿈치를 대고 주먹 쥔 상태로 중지 제2관절을 급소에 대어 의자에 기대면서 눌러도 좋다.

②천주(天柱)는 뒷머리의 머리가 난 부분 가장자리에 있는 움푹 패인 곳에서 바깥쪽 세로 근육에 있다. 의자 등에 팔꿈치를 대고, 주먹 쥔 상태로 중지 제2관절을 급소에 대고 의자에 기대면서 누른다. 풍지와 천주를 번갈아가며 5~6회 반복한다.

③태양(太陽)은 눈썹 바깥쪽의 끝과 눈꼬리 사이에서 손가락 1개 반 분량으로 바깥쪽에 있다. 양손의 엄지손가락 끝을 각각의 급소에 대고 손가락 끝을 세우듯이 하여 누른다. 관자놀이에 통증을 느낄 정도까지, 특히 정성스럽게 천천히 눌러주기 바란다.

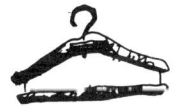

체조로 전신의 피로를 푼 다음, 관자놀이에 있는 급소를 천천히 정성스럽게 누른다

경련을 수반한 눈의 피로에 유용한 급소 지압

손가락 대는 법

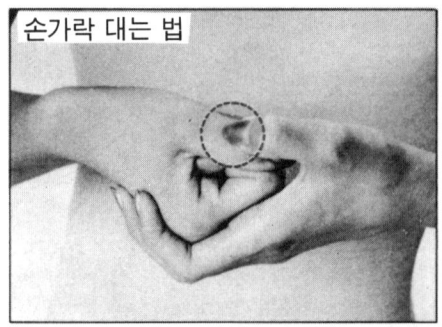

대골공(大骨空)의 지압

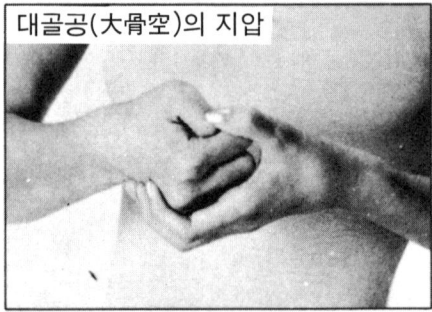

주먹을 만들고 엄지 손가락을 펴서 다른 한쪽의 엄지손가락 끝으로 누른다.

손과 팔의 급소 찾는 법

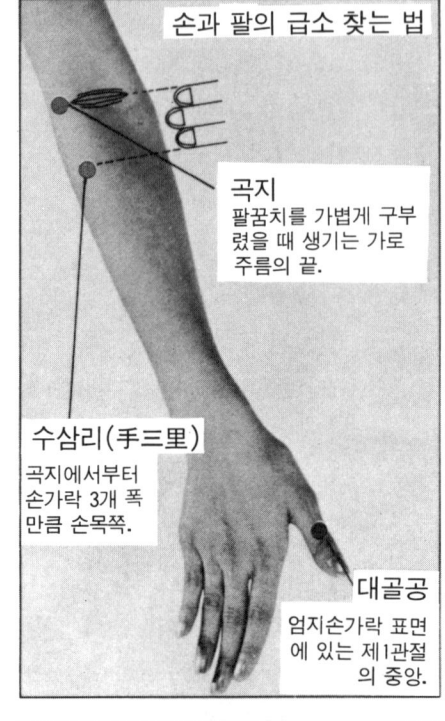

곡지
팔꿈치를 가볍게 구부렸을 때 생기는 가로 주름의 끝.

수삼리(手三里)
곡지에서부터 손가락 3개 폭만큼 손목쪽.

대골공
엄지손가락 표면에 있는 제1관절의 중앙.

얼굴의 급소 찾는 법

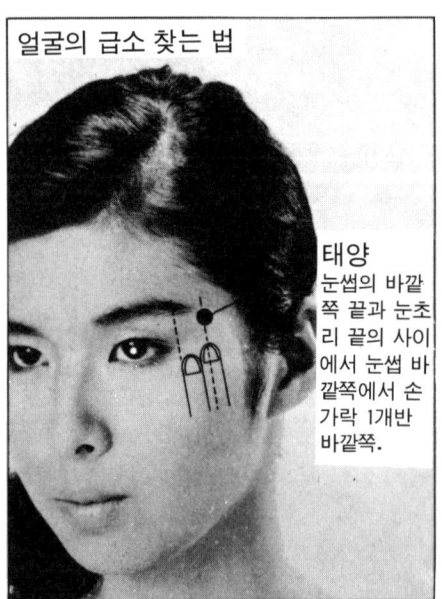

태양
눈썹의 바깥쪽 끝과 눈초리 끝의 사이에서 눈썹 바깥쪽에서 손가락 1개반 바깥쪽.

목의 급소 찾는 법

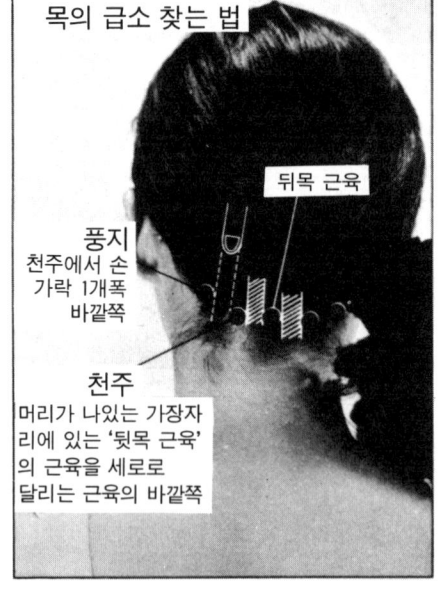

뒷목 근육

풍지
천주에서 손가락 1개폭 바깥쪽.

천주
머리가 나있는 가장자리에 있는 '뒷목 근육'의 근육을 세로로 달리는 근육의 바깥쪽

① 체조로 치료한다

전신의 결림과 피로를 푼다

　전신피로가 있으면 눈이 피로해지기 쉽다는 것을 몇 번이나 설명했다. 전신의 피로를 날려버리려면 전신을 마음껏 뻗는 체조를 하도록 한다.
　그 이름도 고양이 체조, 호랑이, 표범, 고양이 등 고양이과의 동물이 잠에서 깨어날 때 하는 '뻗는 동작'에 요가나 중국에서 전해져 내려오는 도인(導引) 등에서 도입해서 고안해 낸 새로운 체조이다. 중·노년에도 가볍게 할 수 있는 체조로, 모세혈관의 혈액순환을 좋게 하고 내장을 조정해서 근육과 관절의 활동을 잘하게 하는데 효과가 있다.
　매일 아침 눈을 뜰 때 곧바로 이불 위에서 행하는 이외에도 지압과 마사지를 하기 전에 행하면 더한층 효과가 상승된다. 이 체조에서는 호흡 방법이 중요한 것으로, 지시대로 숨을 들이마시고 내뱉으면서 몸을 움직여 주도록 한다.
　또 고양이가 몸을 뻗을 때와 마찬가지로 손발을 충분히 뻗는 것이 중요하다. 맨처음에는 하루에 한 번씩 행하고, 체조를 하면서 횟수를 1번씩 늘려나가서 맨 마지막에는 10번 정도 행하도록 한다.
　이 체조는 운동을 잘 못하는 사람에게도 가능한 간단한 동작이지만 머리를 휘게 할 때는 요추가 강하게 자극을 받게 된다. 요통이 있는 사람은 힘껏 허리를 휘게 해서 조금씩 운동을 강하게 해나가도록 한다.

고양이 체조하는 방법

① 천정을 보고 누워 다리를 똑바로 뻗고 손은 몸 옆에 딱 붙인다. 전신의 힘을 뺀다.

② 숨을 천천히 들이마시면서 손과 발의 관절이 구부러지지 않게 하고 손가락 끝에 힘을 준다. 그 손을 똑바로 위로 올린다.

③ 숨을 계속 들이마시면서 손을 머리 위로 뻗어나간다. 팔이 충분히 뻗으면 몸에 힘을 주어 숨을 정지시키고, 허리는 활처럼 휘게 해서 띄운다. 2~3초간 그 자세로 있다가 천천히 허리를 내린다. 이어서 숨을 내쉬면서 손을 몸 옆으로 되돌리고 전신의 힘을 뺀다.

④ 이번에는 엎드린 자세가 된다. 손을 몸 옆에 붙이고 전신의 힘을 뺀다.

⑤ 숨을 천천히 들이마시면서 손끝과 발끝에 힘을 주어 손을 바로 옆쪽으로 가져간다.

⑥ 이어서 옆에서부터 손을 머리 위로 뻗고 손가락 끝과 발가락 끝에 힘을 주어 숨을 정지시킨 채 몸을 휘게 한다. 다리를 붙인 채로는 몸을 휘게 할 수 없는 사람은 다리를 어깨 넓이 정도로 벌리고 하면 쉽게 행할 수 있다.

2~3초간 이 자세를 유지하고서 숨을 멈춘 채로 천천히 손과 발을 내린다. 머리 위에까지 뻗고 있던 손은 또다시 원래의 몸 옆에 붙이고 온몸에 힘을 뺀다.

고양이가 뻗기를 하듯이 손발을 마음껏 뻗는다. 호흡에 맞추어 아침에 맨먼저 행한다.

고양이가 뻗기를 하듯이 마음껏 뻗는다. 호흡에 맞추어 아침에 맨먼저 행한다.

전신의 피로를 푸는 체조법

①똑바로 누워서 전신의 힘을 빼고, 다리를 뻗고 손을 몸 옆에 붙인다.

②숨을 천천히 들이마시면서 손·발가락의 끝에 힘껏 힘을 주고, 손은 똑바로 위로 들어올린다.

③위로 들어올린 손을 머리 위까지 뻗고 숨을 멈추고 허리를 들어올린다.

④엎드려 누워서 힘을 빼고 손을 몸 옆에 붙인다.

⑤숨을 천천히 들이마시면서 손과 발가락 끝에 힘을 주고 팔을 옆으로 가져간다.

⑥손을 머리 위로 뻗고 다리를 어깨폭으로 벌리고 손과 발끝에 힘을 주어 몸을 휘게 한다.

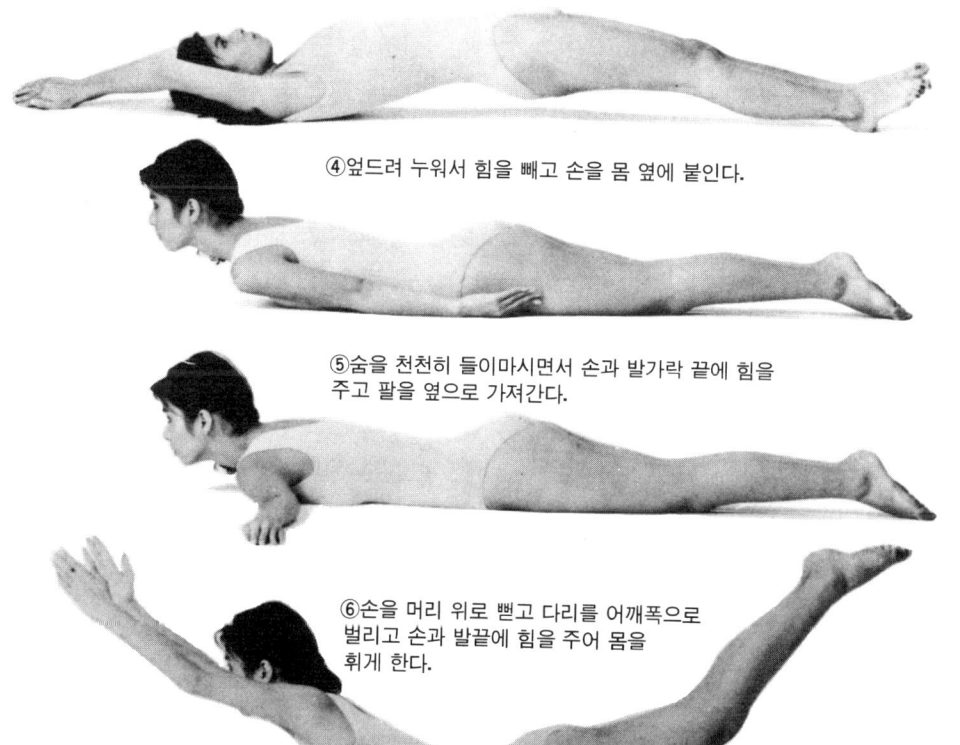

② 체조로 치료한다

3분만에 눈의 피로를 푸는 안구체조

우리들의 몸은 무리하게 사용을 하게 되면 트러블이 생기고 또한 사용하지 않으면 노화에 한층 박차를 가하게 된다.

눈도 그 예외는 아니어서 어두운 곳에서 장시간 자잘한 것을 계속 본다든지, 수면 부족이나 전신의 피로함에도 불구하고 눈을 계속 사용하게 되면 안정피로나 근시, 노안 등이 될 경우가 있다.

그렇긴 해도 반대로 너무 눈을 사용하지 않는 것도 수정체나 모양근의 탄력을 잃게 해서 노안과 백내장의 진행을 촉진시킨다든지, 안정피로를 발생시키기 쉽게 하는 것이다.

그러한 일이 없도록 조명 등 눈을 감싸는 환경을 정비함과 동시에 체조를 통해 눈을 적당히 사용하는 것이 필요하다. 다음에 소개할 안구 체조를 매일 계속해서 눈의 노화를 지연시키고 안정피로를 예방한다든지, 증상을 빨리 회복하게끔 한다.

체조는 눈꺼풀과 안구만을 움직이는 체조와, 눈꺼풀·안구의 동작에다 호흡과 두정(頭頂) 자극을 첨가한 체조의 두 종류가 있다. 어느쪽이든 쉬운 것을 선택해 행하기 바란다.

아침에 눈을 뜬 직후든지, 전신체조를 행한 뒤, 그리고 밤에 목욕

중이나 자기 직전 등에 행하면 좋을 것이다. 어떤 체조이든 3분 정도 계속하도록 한다.

안구체조Ⓐ

①눈을 보통으로 뜨고 ②~⑦까지의 안구체조를 반복한다. 사물을 보려고 하지 말고, 눈꺼풀과 안구만을 움직이도록 한다.

②눈을 세게 감고 그대로 2~3초간 정지시킨다.

③눈을 크게 뜬다. 이대로 2~3초간 정지한다.

④얼굴을 움직이지 말고 시선만을 좌로 향하게 하여 2~3초간 정지시킨다.

⑤시선만을 오른쪽으로 향하게 하여 2~3초간 정지시킨다.

⑥시선만을 위로 향하게 하여 2~3초간 정지시킨다.

⑦시선만을 아래로 향하게 하여 2~3초간 정지시킨다.

안구체조Ⓑ

①눈을 보통으로 뜨고, 다음 체조를 반복한다.

②입을 다물고 코로 깊이 숨을 들이마시면서 눈을 감는다.

③숨을 들이마시면 코로 내쉬면서 눈을 힘주어 강하게 감는다.

④숨을 내쉬면 다시 들이마시면서 힘주어 눈을 크게 뜬다.

⑤보통 호흡으로 돌아와서 가볍게 쥔 주먹으로 머리 꼭대기를 가볍게 5~6번 두드린다.

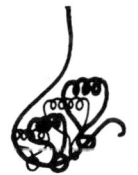

> 얼굴을 정지시킨 채로 사물을 보려고 하지 말고 시선만을 움직이는 것이 요점

안구체조의 방법

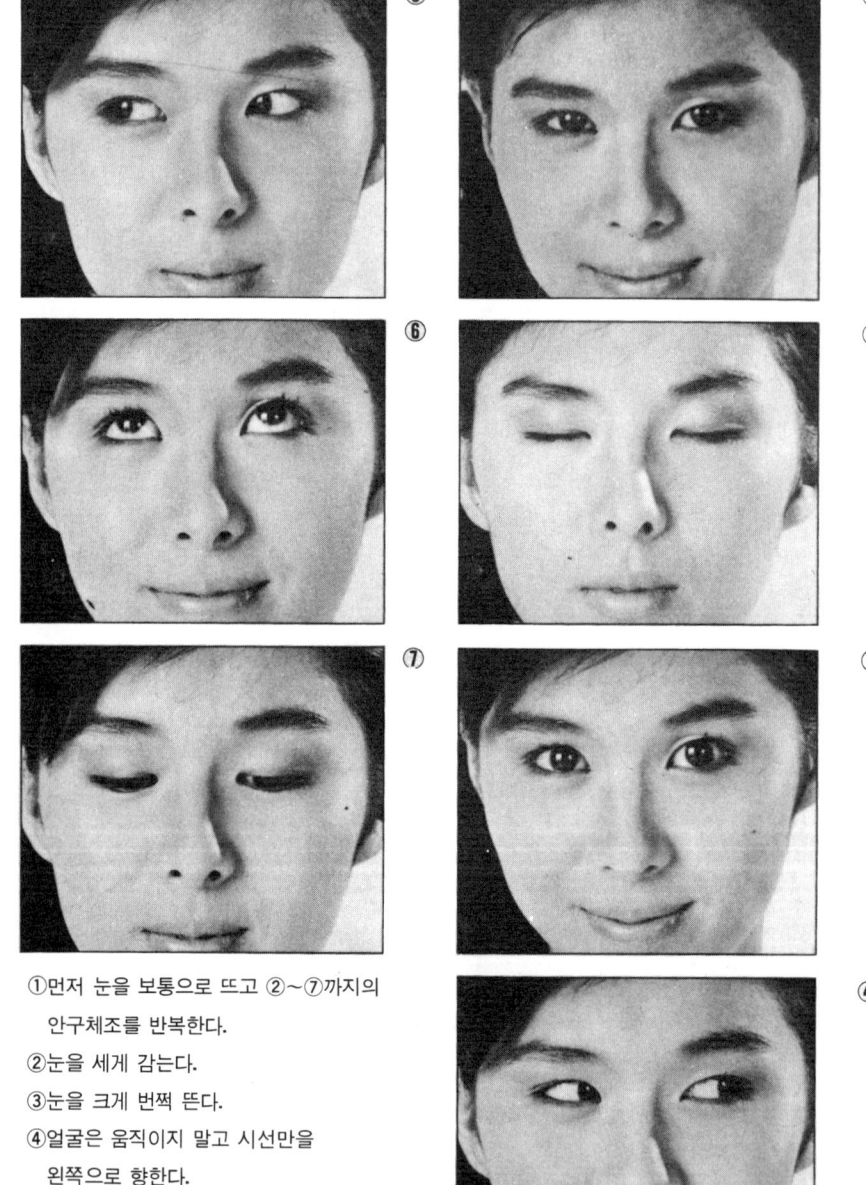

①먼저 눈을 보통으로 뜨고 ②~⑦까지의 안구체조를 반복한다.
②눈을 세게 감는다.
③눈을 크게 번쩍 뜬다.
④얼굴은 움직이지 말고 시선만을 왼쪽으로 향한다.
⑤시선만을 오른쪽으로 향한다.
⑥시선만을 윗쪽으로 향한다.
⑦시선만을 아래쪽으로 향한다.

눈의 피로 · 시력감퇴의 치료방법

노안(老眼)에의 진행을 늦추는 지압법

노안의 진행을 억제하려면 수정체와 모양근, 눈 주변의 근육을 젊게 되돌리도록 다음과 같은 지압을 하기 바란다.

백회, 태양, 곡지, 견정, 신주, 신유, 족삼리는 젊음을 되찾는 7혈이라고 불릴 정도로 노화방지에 유효하다. 이것에다 팔의 공최(孔最)와 시신경의 기능을 높이는 얼굴의 양백(陽白)을 첨가시킨다.

발 · 손의 지압법

①족삼리(足三里)는 무릎머리 아래에서 손가락 4개 폭 아래로, 정강이뼈 바깥쪽에 위치한다. 앉은 자세로 한쪽 무릎을 세우고, 한 손으로 장딴지 윗부분을 붙잡고 엄지손가락 끝을 급소에 대어, 손가락을 세우듯이 하여 5~6회 누른다.

②공최(孔最)는 팔꿈치 관절 안쪽의 움푹 들어간 곳에서 손가락 4개 폭으로 아래에 있다. 앉아서 4개의 손가락과 엄지로 팔을 붙잡고 엄지손가락 끝을 급소에 대어 손가락 끝을 세우듯이 하여 누른다.

③곡지(曲池)는 팔꿈치를 가볍게 구부렸을 때, 관절 안쪽에 생기는 가로 주름의 엄지손가락 쪽 끝에 있다. 공최와 같은 자세로 손가락 끝을 세우듯이 해서 누른다. 공최와 곡지는 번갈아가며 5~6회 지압한다.

등, 어깨의 지압 방법

①신유(腎兪)는 허리선 높이에서 등의 중앙으로 뻗은 가시돌기(棘突起)에서부터 손가락 2개 폭 바깥쪽에 있다. 등받이가 없는 의자에 앉아 옆구리를 4개의 손가락과 엄지손가락으로 잡고, 엄지손가락 끝을 급소에 대어 하나, 둘 하고 숫자를 세면서 허리를 앞으로 굽히고, 셋,넷 하면서 허리를 뒤로 젖힌다. 이것을 5~6회 반복한다.

다음으로 신주나 견정도 같은 식으로 다른 사람에게 지압을 받도록 한다.

②신주(身柱)는 등의 제3 흉추의 돌기 부분 아래에 있다. 엎드려 누워서 다른 사람에게 지압을 받도록 한다. 지압하는 사람은 엎드린 사람의 옆에 무릎을 꿇고 앉아 엄지손가락의 끝을 급소에 대고, 손가락 끝에 체중을 실으면서 지압한다. 한쪽씩이나, 양쪽을 동시에 하거나 상관 없다.

③견정(肩井)은 목뼈와 양 어깨의 중앙에서 어깨 윗쪽에 있다. 신주와 마찬가지로 다른 사람에게 엄지손가락 끝으로 누르게 한다. 신주와 견정을 번갈아가며 5~6회 지압한다.

얼굴, 머리 지압법

①태양(太陽)은 눈썹 바깥쪽의 끝과 눈 가장자리 사이에 손가락 1개 폭 바깥쪽에있다. 양 손의 엄지손가락 끝을 급소에 대고 손가락 끝을 세우듯이 해서 누른다.

②양백(陽白)은 눈썹 중앙부에서 손가락 폭 1개분 위에 있다. 가볍게 주먹을 쥐고 검지손가락 제2관절로 누른다. 태양과 양백을 번갈아가며 5~6회씩 지압한다.

③백회(百會)는 양쪽 귀의 상단을 연결한 선의 중앙에 있다. 가운데 손가락 끝을 급소에 대고 손가락 끝을 세우듯이 하여 5~6회 누른다.

'젊음을 되찾는 7혈'이라고 불리우는 노화방지의 특효 급소를 말단에서부터 중앙으로 지압한다

팔과 다리의 급소지압 방법

족삼리의 지압

앉아서 한쪽 무릎을 세우고 한손으로 장딴지 윗쪽을 잡고, 엄지손가락 끝을 세우듯이 해서 누른다.

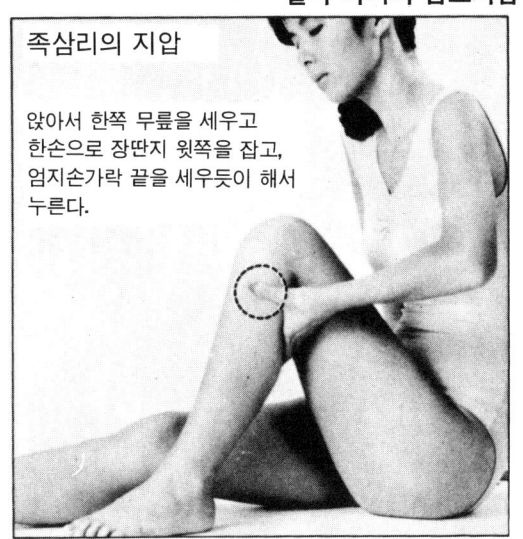

다리의 급소 찾는 법

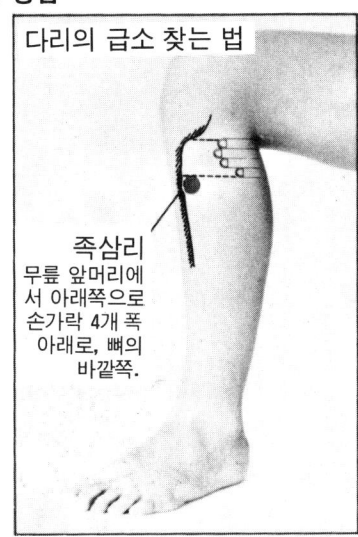

족삼리 무릎 앞머리에서 아래쪽으로 손가락 4개 폭 아래로, 뼈의 바깥쪽.

팔의 급소 찾는 법

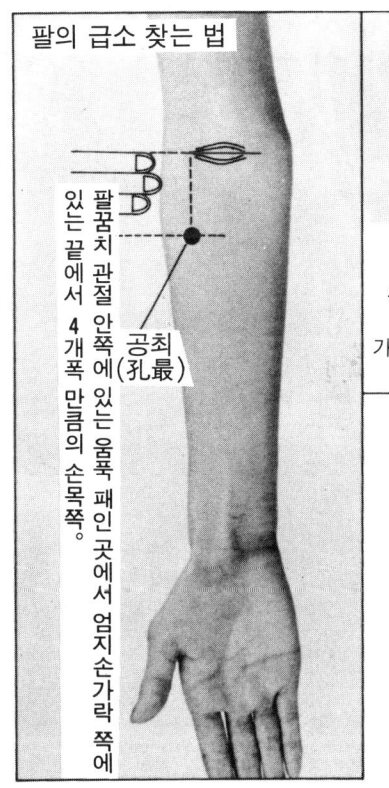

공최(孔最) 팔꿈치 관절 안쪽에 있는 움푹 패인 곳에서 엄지손가락 쪽에 있는 끝에서 4개 폭 만큼의 손목쪽.

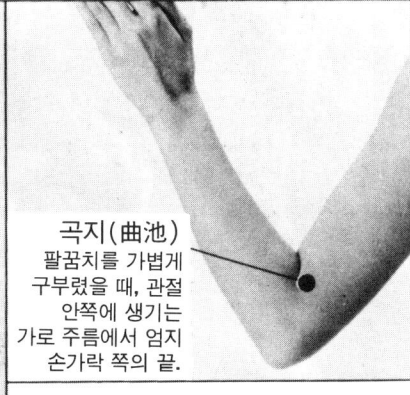

곡지(曲池) 팔꿈치를 가볍게 구부렸을 때, 관절 안쪽에 생기는 가로 주름에서 엄지손가락 쪽의 끝.

공최의 지압

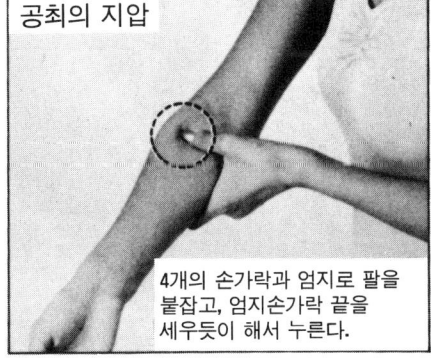

4개의 손가락과 엄지로 팔을 붙잡고, 엄지손가락 끝을 세우듯이 해서 누른다.

어깨와 등의 급소지압 방법

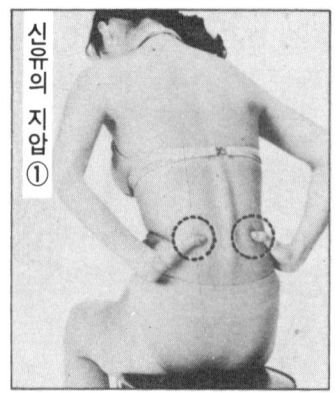

신유의 지압 ①

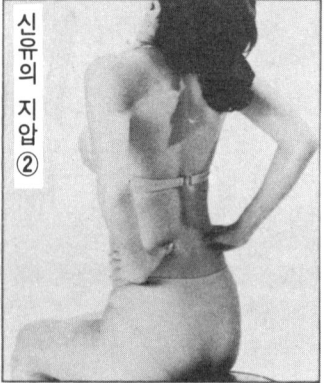

신유의 지압 ②

의자에 앉아서 옆구리를 잡고 엄지손가락 끝을 급소에 대고 누르면서 상체를 앞으로 숙인다.
다음으로 누르면서 뒤로 젖힌다.

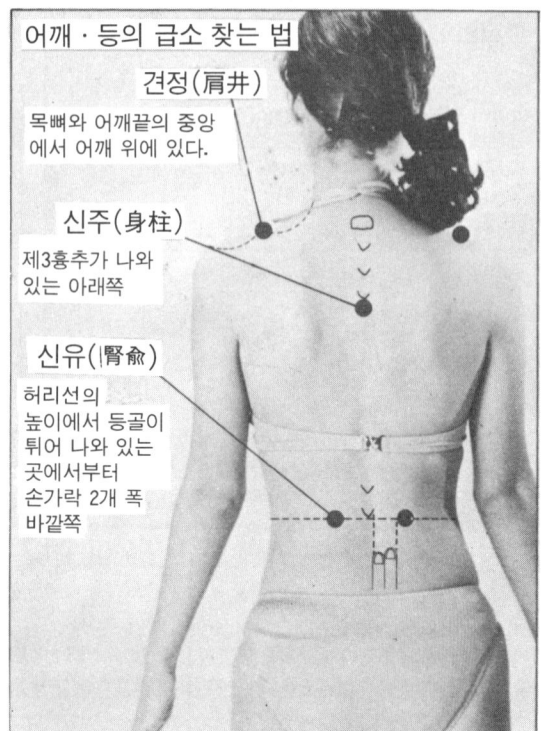

어깨·등의 급소 찾는 법

견정(肩井)
목뼈와 어깨끝의 중앙에서 어깨 위에 있다.

신주(身柱)
제3흉추가 나와 있는 아래쪽

신유(腎兪)
허리선의 높이에서 등골이 튀어 나와 있는 곳에서부터 손가락 2개 폭 바깥쪽

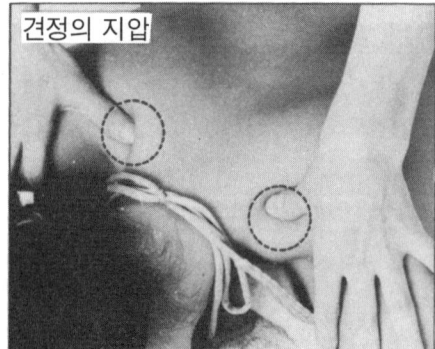

견정의 지압

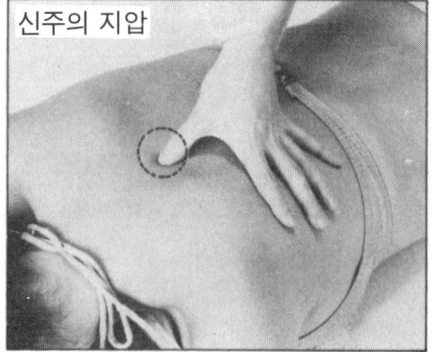

신주의 지압

타인에게 양손의 엄지손가락의 바닥으로 누르게 한다.

얼굴과 머리의 급소 지압 방법

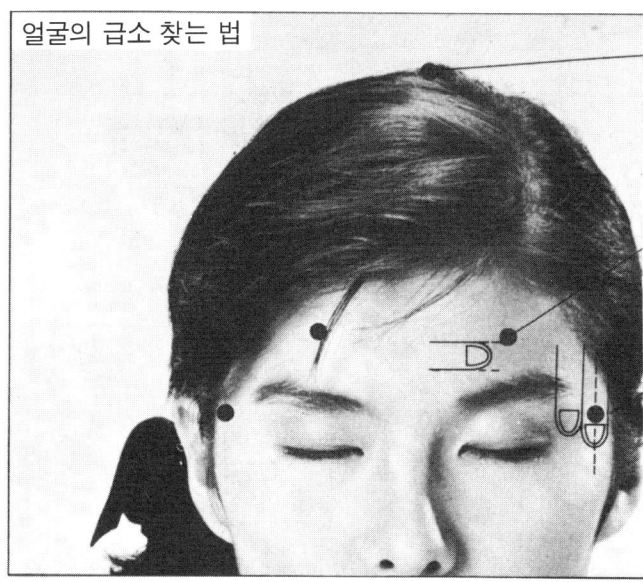

얼굴의 급소 찾는 법

백회
양 귀의 상단을 연결한 선과 얼굴의 중앙에서 곧바로 올라온 선을 교차시킨 지점

양백
눈썹 중앙에서부터 손가락 1개 폭 윗쪽

태양
눈썹 바깥쪽 끝과 눈꼬리 끝과의 사이 높이로 눈썹으로부터 손가락 폭 1개 반 바깥쪽에 있다

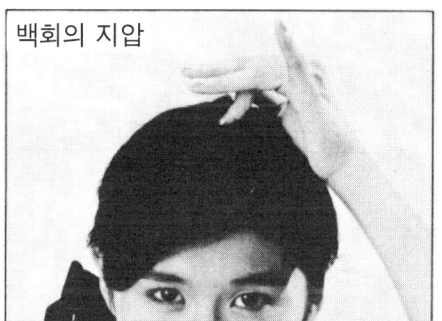

백회의 지압

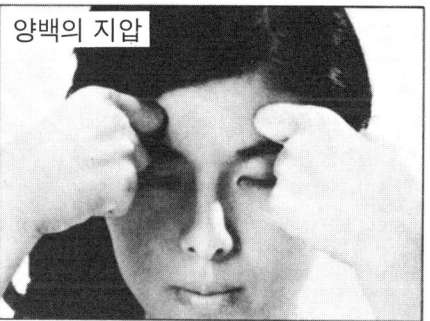

양백의 지압

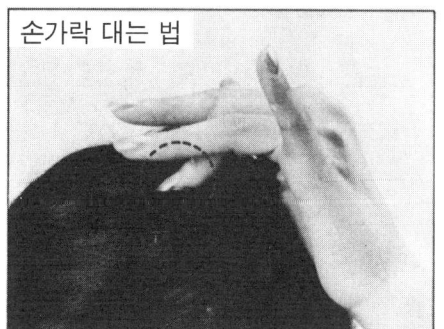

손가락 대는 법

가운데 손가락을 세우듯이 해서 누른다.

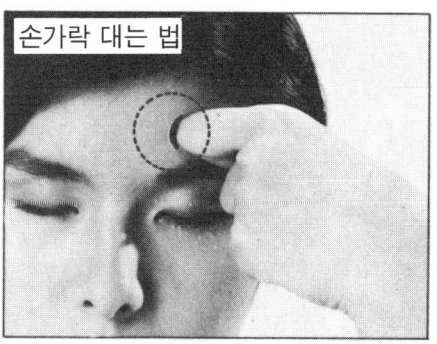

손가락 대는 법

주먹을 만들어 집게손가락의 제2관절로 누른다.

*눈의 피로 · 시력감퇴의 치료방법

백내장을 방지하는 급소 지압

노인성 백내장은 수정체가 노화해서 하얗게 흐려지기 때문에 눈이 희미해져 버리는 병이다. 수정체의 노화를 억지시키려면 지금부터 서술하는 급소 지압으로 신진대사를 촉진시켜 전신의 노화 진행을 억지시키는 것이 반드시 필요하다.

발, 손, 팔의 지압 방법

①경골(京骨)은 발뼈의 새끼발가락 쪽의 측면에서 발가락 끝에서 뒷꿈치로 커브해 가는 뼈가 튀어나온 아래에 있다. 무릎을 세우고 앉아서 왼발은 오른손의 엄지손가락 끝, 오른발은 왼손의 엄지손가락 끝을 세워 5~6회 누른다.

①대골공(大骨空)은 손등에서 엄지손가락 관절 중앙에 있다. 4개의 손가락으로 잡고 엄지손가락을 뻗고, 또 한쪽의 엄지손가락 끝을 급소에 대고 세우듯이 하면서 누른다. 5~6회 지압한다.

③수삼리(手三里)는 다음의 곡지보다 손가락 3개의 폭 만큼 손목 쪽에 있다. 4개의 손가락과 엄지손가락으로 팔을 붙잡고 엄지손가락을 급소에 대고 엄지손가락을 세우듯이 하여 누른다.

④곡지(曲池)는 팔꿈치를 가볍게 굽혔을 때 관절 안쪽에 생기는 가

로 주름의 엄지손가락 쪽 끝에 있다. 4개의 손가락과 엄지손가락으로 팔을 붙잡고, 엄지손가락 끝을 급소에 대고 세우듯이 해서 누른다. 수삼리와 곡지를 교대로 5~6회씩 지압한다.

목의 지압 방법

①완골(完骨)은 귓볼 아래, 바로 귀 뒤에 있다. 양 손의 엄지손가락 끝을 각각의 좌우 급소에 대고 손가락 끝을 세우듯이 해서 누른다.

②풍지(風池)는 뒷머리가 나있는 가장자리에서 다음의 천주에서부터 손가락 1개 폭 바깥쪽에 있다. 천주와 마찬가지로 주먹 쥔 가운데 손가락 제2관절로 누른다.

③천주(天柱)는 뒷머리가 나있는 가장자리에 있는 움푹 패인 부분의 근육 바깥쪽에 있다. 등받이가 있는 의자에 앉아 의자등에 팔꿈치를 붙이고, 주먹을 만들어 가운데 손가락 제2관절을 급소에 대고 의자에 의지하면서 누른다. 완골, 풍지, 천주의 순으로 5~6회 반복해서 지압한다.

얼굴, 머리의 지압 방법

①태양(太陽)은 눈썹의 바깥쪽 끝과 눈꼬리 사이에서 손가락 폭 1개의 바깥쪽에 있다. 양손의 엄지손가락 끝을 급소에 대고 누르든지, 양 손으로 주먹을 만들어 좌우의 집게손가락 제2관절로 누른다.

③목창(目窓)은 눈동자 바로 위에서 머리카락이 나있는 선에서부터 손가락 2개 폭 위로 올라간 곳에 있다. 주먹 쥔 검지손가락 제2관절로 누른다. 태양과 목창을 교대로 5~6회씩 누른다.

③백회(百會)는 양귀의 상단을 연결한 선의 중앙에 있다. 가운데 손가락을 세워서 5~6회 누른다.

신진 대사를 촉진시키는 운동을 하는 급소를 지압하고 전신의 노화를 방지하는데 도움을

백내장 진행을 막는 지압 방법

얼굴의 급소 찾는 법

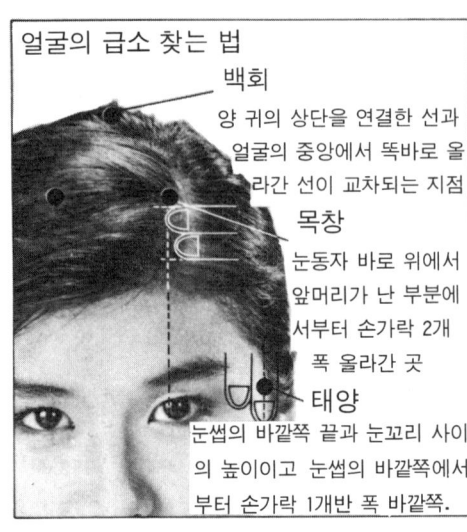

백회
양 귀의 상단을 연결한 선과 얼굴의 중앙에서 똑바로 올라간 선이 교차되는 지점

목창
눈동자 바로 위에서 앞머리가 난 부분에서부터 손가락 2개 폭 올라간 곳

태양
눈썹의 바깥쪽 끝과 눈꼬리 사이의 높이이고 눈썹의 바깥쪽에서부터 손가락 1개반 폭 바깥쪽.

목의 급소 찾는 법

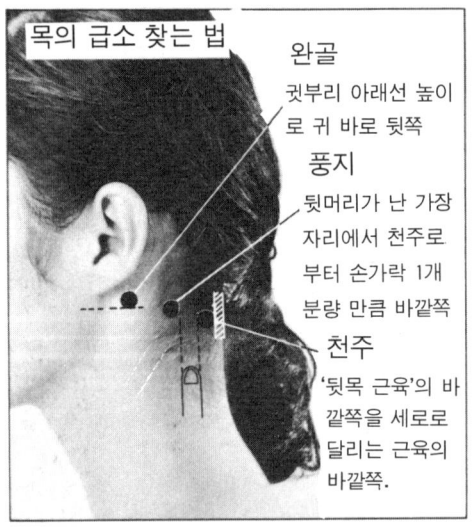

완골
귓부리 아래선 높이로 귀 바로 뒷쪽

풍지
뒷머리가 난 가장자리에서 천주로부터 손가락 1개 분량 만큼 바깥쪽

천주
'뒷목 근육'의 바깥쪽을 세로로 달리는 근육의 바깥쪽.

발의 급소 찾는 법

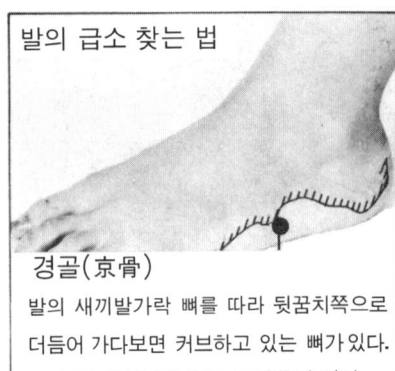

경골(京骨)
발의 새끼발가락 뼈를 따라 뒷꿈치쪽으로 더듬어 가다보면 커브하고 있는 뼈가 있다. 그 뼈가 튀어나온 곳의 아래쪽에 있다.

경골의 지압

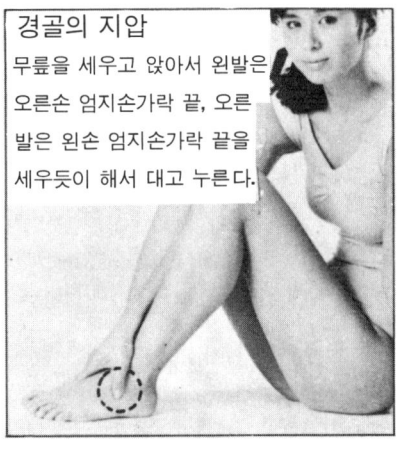

무릎을 세우고 앉아서 왼발은 오른손 엄지손가락 끝, 오른발은 왼손 엄지손가락 끝을 세우듯이 해서 대고 누른다.

손과 팔의 급소

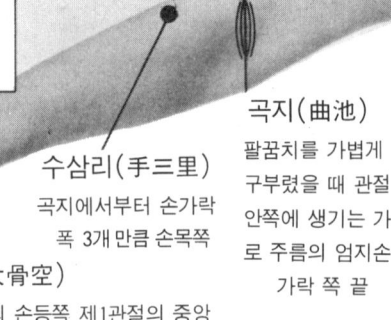

곡지(曲池)
팔꿈치를 가볍게 구부렸을 때 관절 안쪽에 생기는 가로 주름의 엄지손가락 쪽 끝

수삼리(手三里)
곡지에서부터 손가락 폭 3개 만큼 손목쪽

대골공(大骨空)
엄지손가락의 손등쪽 제1관절의 중앙

✴ 눈의 피로 · 시력감퇴의 치료방법

눈의 기능을 높이고 시력 감퇴를 방지하는 마사지

지압이 급소라고 하는 협소한 부위에 압력을 가하는 치료법이라는 점에 비해서 마사지는 비교적 넓은 부위에 자극을 줄 수 있는 치료법이다.

여기에서는 손가락 끝을 사용한 방법을 소개하겠는데, 마사지도 지압과 마찬가지로 누르거나 비비거나 해서 기분 좋은 아픔이 더해지도록 하는 것이 중요하다. 너무 아프게 한다든지, 불쾌감을 수반하는 마사지는 오히려 증상을 악화시킨다. 능숙하게 마사지를 하려면 리드미컬하게, 그리고 천천히 행할 것. 마사지하는 시간은 전부해서 10~15분간으로 특히 눈 주위를 많이 행한다.

목, 어깨, 뒷머리의 마사지

①마사지하는 부위는 귀 아래의 뒤에서부터 목부리를 지나쳐서 어깨 끝까지의 범위이다. 한쪽 손의 엄지손가락을 제외한 4개의 손가락 끝을 귀 뒤에 대고 어깨 끝까지 나선을 그리듯이 누르면서 문질러 내려간다. 한쪽씩 양쪽을 행한다.

②뒷머리는 머리 꼭대기에서 곧바로 머리가 나있는 가장자리까지(사진①), 귀 윗부분에서 귀 아래부분까지(사진③), ①과 ③의 중앙을

위에서부터 머리가 나있는 가장자리까지(사진②)를, ①, ②, ③의 순서로 마사지한다. ①의 부위는 양 손의 4개의 손가락 끝으로, ②와 ③의 부위는 양손의 4개의 손가락 끝을 좌우로 각각 동시에 눌러 나선을 그리듯이 문지르며 눌러간다.

앞머리 마사지

①머리 꼭대기에서부터 머리가 나있는 가장자리까지 똑바로(사진①), 귀 윗부분에서부터 손가락 폭 4개분 윗부분을 출발점으로 해서 머리카락이 나있는 아래부분까지(사진③), ①과 ③의 중앙을 위에서 머리가 나 있는 부분까지(사진②)를, ①,②,③의 순서로 행한다. ①의 부위는 한 손의 엄지손가락을 뺀 4개의 손가락으로, ②와 ③의 부위는 양손을 같이 4개의 손가락 끝을 좌우로 동시에 대고 나선을 그리듯 눌러 문지른다.

②이어서 관자놀이에서 머리 꼭대기까지(사진④), 눈썹 중앙에서 머리 꼭대기까지(사진⑤), 코뼈 위에서부터 머리끝까지(사진⑥)를, ④, ⑤,⑥의 순서로 행한다. ④와 ⑤의 부위는 양 손의 엄지손가락을 제외한 4개의 손가락 끝을 좌우로 각각 대고,⑥의 부위는 한쪽 손의 4개의 손가락 끝으로 나선을 그리듯 눌러 문지른다.

눈 주위의 마사지

①눈의 주위를 양 손의 검지손가락으로 목두(目頭)에서부터 바깥쪽으로 돌리며 나선을 그리듯이 하며 눌러 문지른다.

②마사지 마무리로, 양 손의 검지손가락에서부터 약지까지의 3개의 손가락 끝으로 좌우 각각의 눈꺼풀 위를 가볍게 누르고 2~3초간 가만히 있게 한다.

피부의 표면을 문지르기만 하면 효과가 없다. 손끝에 힘을 주어 누르는 것이 골자

후두부와 어깨의 마사지 방법

목의 마사지 방법

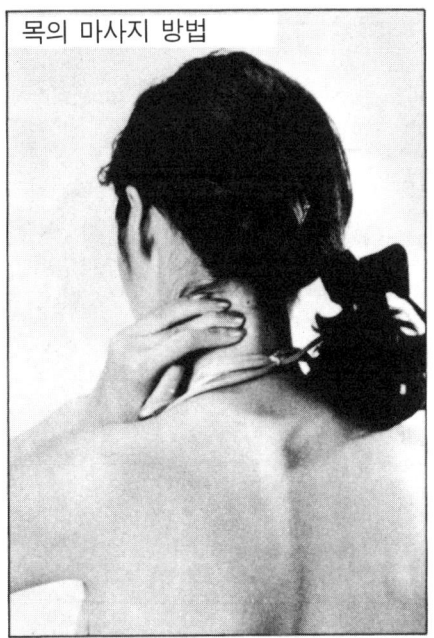

엄지손가락을 뺀 4개의 손가락 끝을 목 근육에 대고, 나선을 그리면서 위에서 아래로 누르면서 문질러간다.

마사지 하는 부위(목, 어깨)

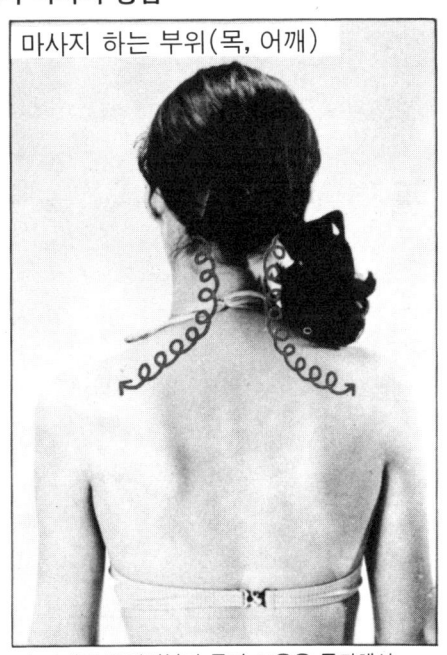

귀 아래쪽 끝에서부터 목의 근육을 통과해서 어깨 끝까지

후두부의 마사지 방법

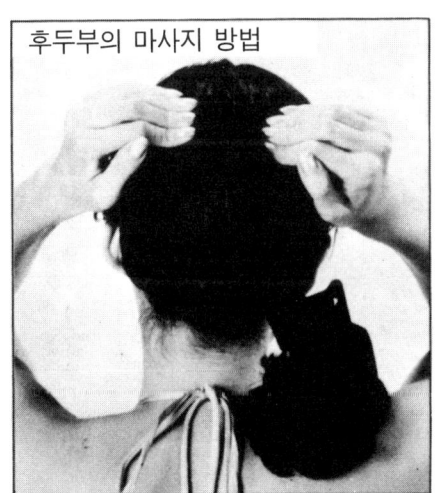

①은 한쪽 손의 엄지손가락을 제외한 4개의 손가락으로, ②와 ③은 양손의 4개의 손가락 끝으로(사진은 ②의 마사지) 나선을 그리면서 눌러가며 마사지

마사지 하는 부위(후두부)

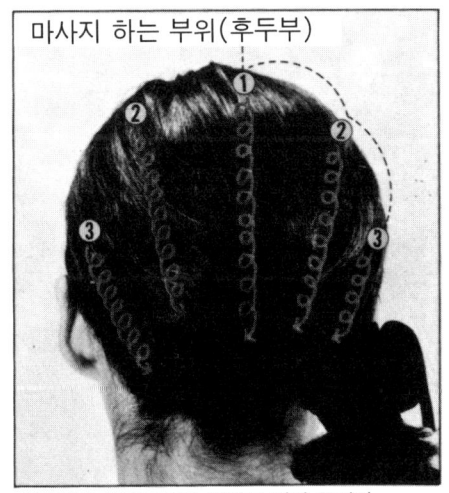

①머리의 꼭대기부터 똑바로 머리 끝까지
②①과 ③의 중앙을 위에서 아래까지
③귀의 윗쪽 끝에서 귀의 아래쪽까지

전두부(前頭部)의 마사지 방법

마사지하는 부위(Ⓐ)

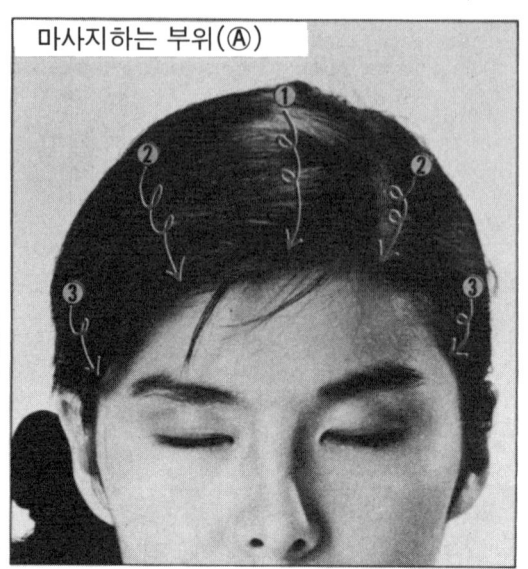

①머리꼭대기에서 머리 끝까지
②①과 ③의 중앙을 통과해서 머리 끝까지
③귀 윗쪽 끝에서 손가락 4개 폭 위에서부터 머리 끝까지

마사지하는 부위(Ⓑ)

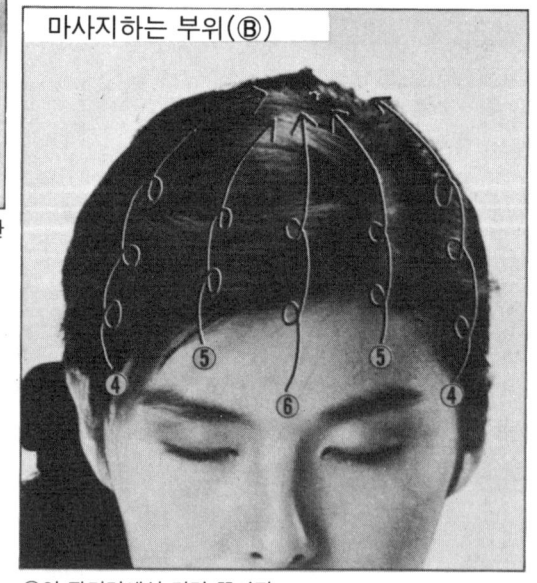

④옆 잔머리에서 머리 끝까지
⑤눈썹의 중앙에서 머리 끝까지
⑥눈썹 사이에서 머리 끝까지 똑바로 위로

마사지 방법

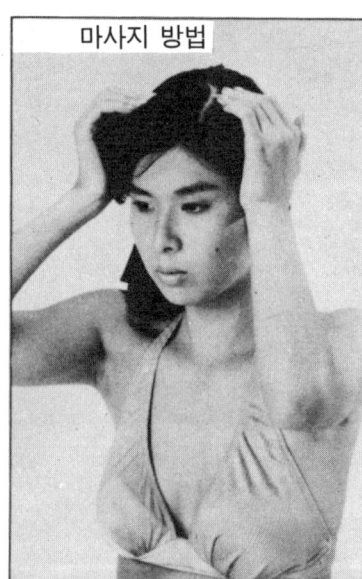

①과 ⑥은 손을 펴서 엄지손가락을 제외한 4개의 손가락 끝으로, 그 이외는 양손의 4개 손가락을 사용한다. 나선을 그리면서 눌러가는데, ①~③은 위에서 아래로, ④~⑥은 아래에서 위로 해도 좋다.

눈 주위의 마사지 방법

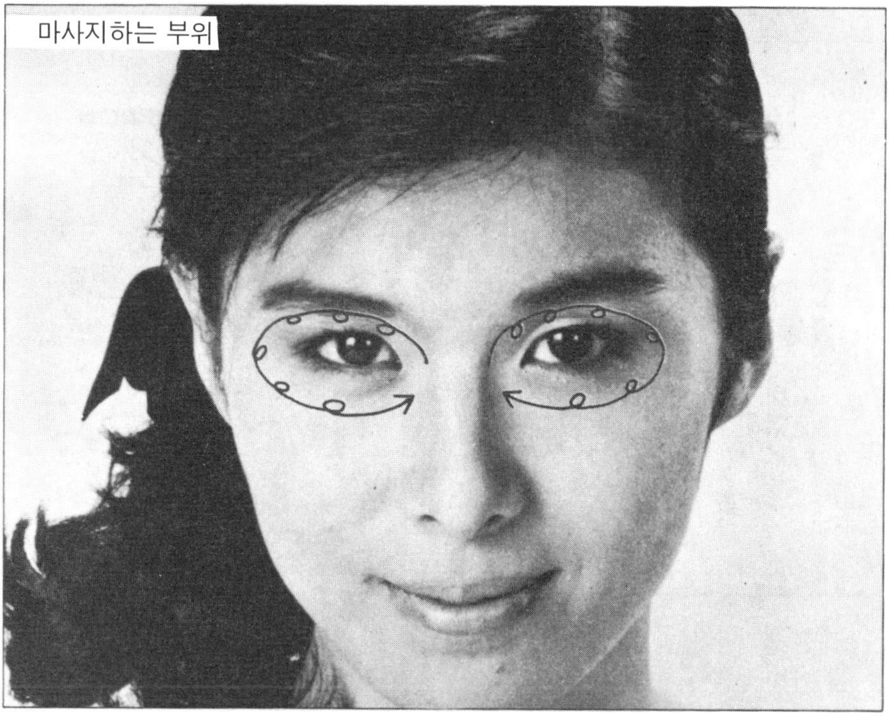

마사지하는 부위

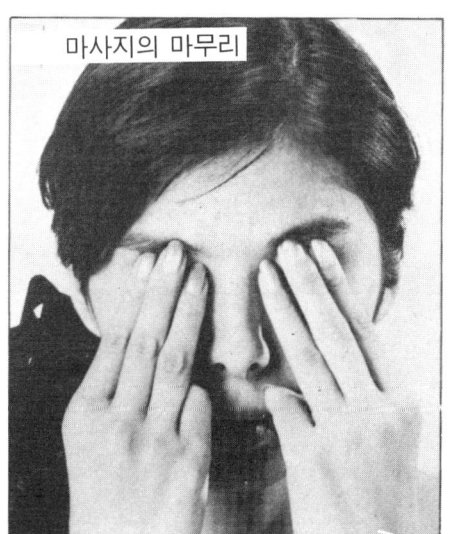

양손 3개의 손가락으로 눈꺼풀 위를 가볍게 누른다. 강하게 누르지 않도록 한다.

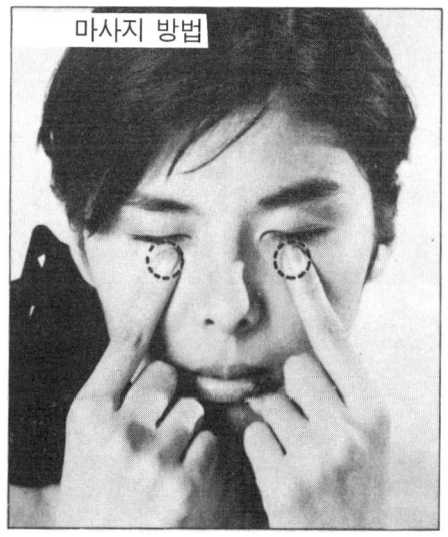

양손의 집게로 눈 앞쪽에서 바깥돌기로 나선을 그리면서 누르듯이 마사지

✱ 눈의 피로·시력감퇴의 치료방법

눈의 근육을 건강하게 해서 시력을 높이는 자극법

눈에는 외직근(外直筋), 내직근(內直筋), 상직근(上直筋), 하직근(下直筋), 상사근(上斜筋), 하사근(下斜筋)이라고 하는 6종류의 근육이 있어서 안구를 좌우상하로 움직이게 하는 등의 안구운동을 조절하고 있다.

또 상직근 위에는 상검거근(上瞼擧筋)이라고 하는 근육이 있어서 눈꺼풀을 들어올리는 운동을 하고 있고, 눈꺼풀 안에 있는 안륜근(眼輪筋)이라고 하는 근육은 눈꺼풀을 닫는 역할을 하고 있다.

이와 같이 눈은 굉장히 작은 기관임에도 불구하고 몇 종류나 되는 근육이 복잡하게 엉켜져 있다. 그러니까 양 눈으로 동시에 같은 물체를 본다든지 하는 운동이나 안구의 건조를 막고, 외계의 자극으로부터 눈을 보호하기 위해서 끊임없이 계속하는 운동 등, 복잡한 운동을 행할 수가 있는 것이다.

그 외에 안구 내에는 모양근과 수정체가 있고 사물에 핀트를 맞추는 조절기능을 맡고 있다.

근육에는 자주 사용하면 강해지고, 사용하지 않으면 쇠퇴한다고 하는 성질이 있다. 이것은 눈에 있는 몇 종류나 되는 근육에도 해당된다.

눈을 적당하게 사용한다든지, 눈꺼풀과 눈 주위, 눈의 운동을 지배하고 있는 뇌에 대해서 적당한 자극을 줌으로써 눈의 근육이 쇠퇴하는 것을 방지할 수 있는 것이 안구운동과 지금부터 소개하는 눈과 머리에의 자극법이다.

앞 머리와 눈 주위 지압

①맨처음에 지압하는 부위는 귀 위에서부터 머리꼭대기까지(사진①)를 거의 같은 간격으로 나눈 12~13군데이다. 양 손의 검지손가락 끝을 좌우 귀 위에 대고 손가락 끝을 세우듯이 해서 2~3초간 누르고, 다음 포인트로 옮겨간다. 이 지압을 5~6회 반복한다.

②머리가 끝나고 나면, 눈과 눈썹 주위를 거의 같은 간격으로 14~15군데(사진②) 지압한다. 양 손의 집게손가락 끝을 좌우의 눈과 코 사이에 대고, 손가락 끝을 세우듯이 하여 2~3초간 누르고 난 뒤 포인트를 옮겨 바깥쪽에서부터 아래로 향하게 해서 원래로 돌아온다. 5~6회 반복한다.

머리 두드리는 법

①먼저 옆머리에서 직경 약 5cm 원형존을 양 손을 주먹 쥔 상태의 새끼손가락 쪽을 대고, 좌우 동시에 약 10회 정도 두드린다.

②다음은 머리꼭대기의 직경 약 5cm의 원형존을 한 손으로 주먹쥐고 안쪽으로 가볍게 10회 정도 두드린다.

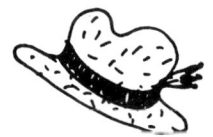

> 앞머리와 눈썹, 눈 주위를 같은 간격으로 지압. 다음은 주먹으로 가볍게 머리를 두드린다

눈의 조직을 젊게 하는 자극법

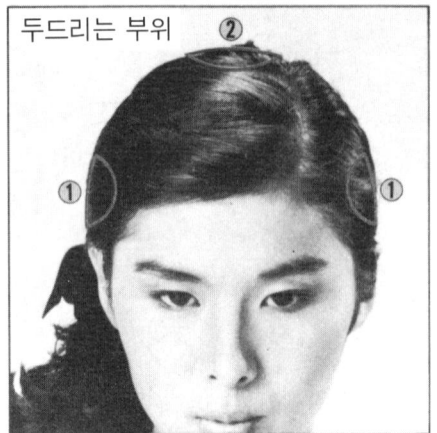

두드리는 부위
①귀의 윗쪽에서 직경 약 5cm의 원형 존 안
②머리 꼭대기의 직경 약 5cm의 존 안

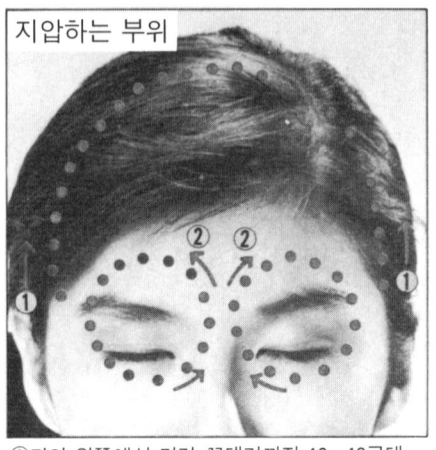

지압하는 부위
①귀의 윗쪽에서 머리 꼭대기까지 12~13군데
②눈과 눈썹 주위 14~15군데

눈 주위의 지압 방법

양 손의 집게 손가락 끝을 각각의 포인트에 대고, 2~3분간 누르고 다음 포인트로 옮겨간다. 처음은 머리, 이어서 눈 주위를 지압한다.

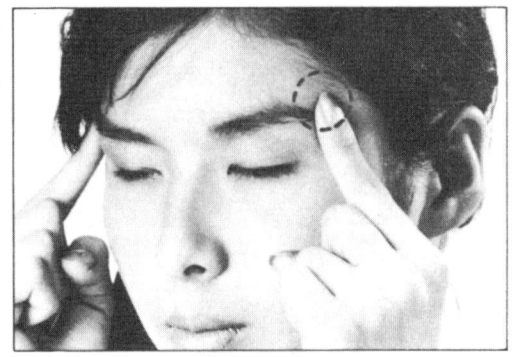

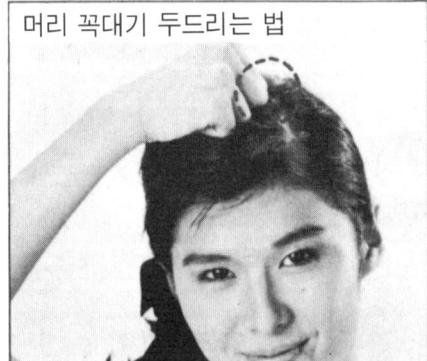

머리 꼭대기 두드리는 법
좌, 우 어느쪽의 손이든 주먹을 만들어 안쪽으로 10회 정도 가볍게 두드린다.

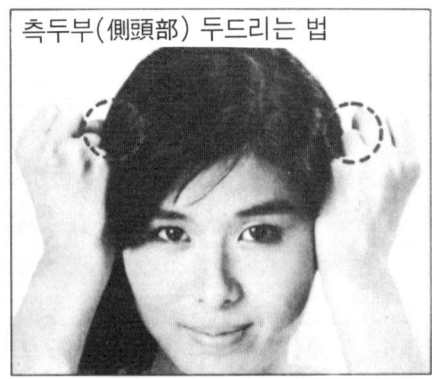

측두부(側頭部) 두드리는 법
양 손으로 주먹을 만들어 그 새끼손가락 쪽으로 10회 정도 가볍게 두드린다.

✻ 눈의 피로 · 시력감퇴의 치료방법

걱정되는 시력 감퇴를 되돌리는 눈 체조

    눈의 여러 근육의 쇠퇴를 막는 안구체조의 하나로, 이제부터 소개하는 '구멍 들여다보기법'이 있다. 이 방법의 좋은 점은 검은 종이로 얼굴 앞을 막기 때문에 주변의 사물에 눈을 빼앗기는 일 없이 안구운동을 할 수 있다는 점이다. 원근(遠近), 각도를 바꾸어 안구를 자유자재로 움직일 수가 있기 때문에 눈의 근육 단련에 굉장한 효과가 있는 체조이다.
    단, 장시간 눈을 깜박거리지 않고 응시하고 있으면 안구가 건조해진다. 글자를 보는 것은 순간적이라야 좋고, 눈 깜박거리기를 계속하면서 행하도록 한다.
    또한 같은 안구 운동을 3~5회 반복하게 되면 눈이 피로해져 버리기 때문에 그 정도로 과격한 체조는 금물이다. 횟수를 적게 한다든지, 좌우에 편중된 체조나 상하에 편중된 체조를 하루 걸러서 한다고 하는 재치도 발휘하고 자신에 맞추어 조절하도록 한다.

'들여다보기 방법'
    ①벽에 흰 종이나 천 등을 대고(흰 벽이면 더욱 좋다) 그 위에 1.5㎝ 각도 정도의 커다란 글자를 눈 높이 위치에 그려 붙인다. 글자는

보기 쉽게 하기 위해 읽기 쉬운 한글이나 알파벳 등을 검고 두껍게 쓴다 (여기에서는 'T' 문자를 사용했다).

②20cm 정도의 두꺼운 도화지를 검게 칠하고, 중앙에 직경 2mm 정도의 구멍을 뚫는다.

③벽을 라이트로 밝게 하고, 두꺼운 도화지를 얼굴 앞에 가져와 문자와 똑바른 위치에 세운다. 한쪽 눈을 구멍에 가까이 가게 해서 벽에 써붙인 문자가 구멍을 통해 잘 보이는 거리까지 다가간다. 대개 30cm 정도부터 1m 이내의 거리가 잘 보일 것이다.

④딱 좋은 거리가 정해지면 한쪽 눈씩 3~5회 글자를 본다.

⑤다음으로 문자가 확실히 보이지 않게 되기 바로 전까지 멀리 가서 그 위치에서 한쪽 눈씩 3~5회 글자를 본다.

⑥이번에는 반대로 글자가 확실히 보이지 않는 위치에 가까이 가서 이 위치에서 한쪽 눈씩 3~5회 글자를 본다.

⑦바로 앞의 방향에서 구멍을 통해 글자가 보이는 최적의 거리에 되돌아와 문자가 보이는 한도까지 몸을 왼쪽으로 기울게 해서 한쪽 (눈)씩 각각 3~5회 글자를 본다. 결국 글자를 경사진 면에서 보는 것이 된다.

⑧같은 식으로 몸을 오른쪽으로 기울게 해서 한쪽 눈씩 3~5회 글자를 본다.

⑨똑바른 방향에서의 최적의 거리로 돌아와 보이는 한도의 위치까지 위쪽으로 글자를 옮겨 붙이고, 한쪽 눈씩 3~5회 글자를 올려보도록 한다.

⑩같은 식으로 문자를 내려 붙이고 한쪽 눈씩 3~5회 글자를 본다.

검은 종이에 2mm 정도 구멍을 뚫고 벽에 붙은 작은 글자를 순간적으로 보는 훈련을 한다

구멍을 사용한 눈 운동

들여다보는 법

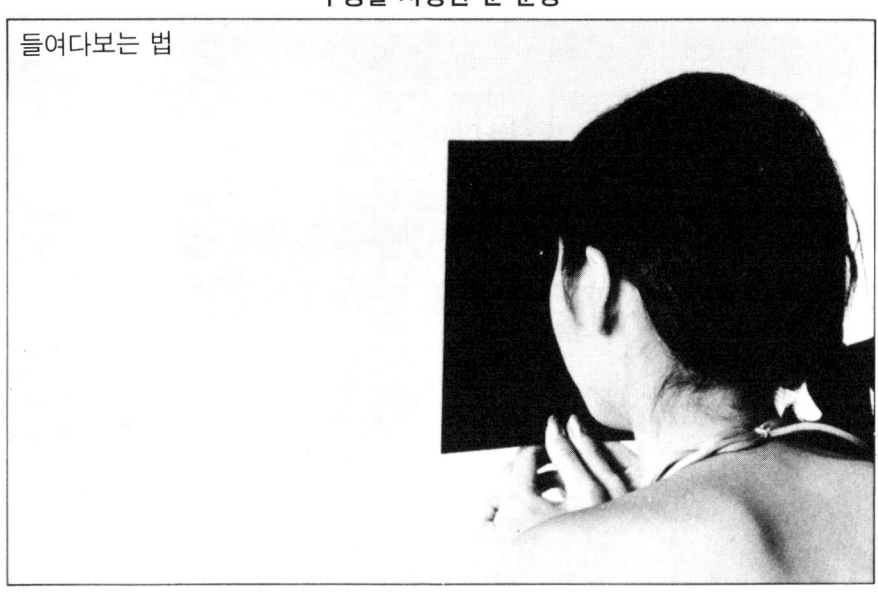

검은 두꺼운 도화지에 직경 약 2mm의 구멍을 뚫고, 그 구멍으로 벽에 붙은 글자를 들여다 본다.

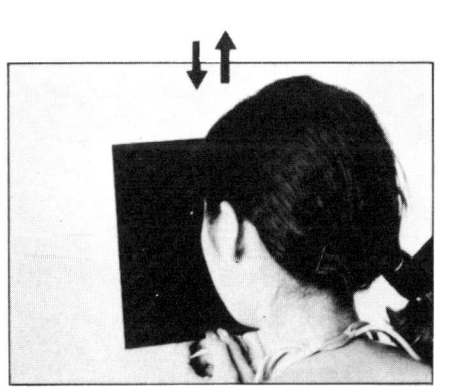

문자가 보이는 한도까지 위아래로 움직여서 구멍으로 글자를 들여다본다.

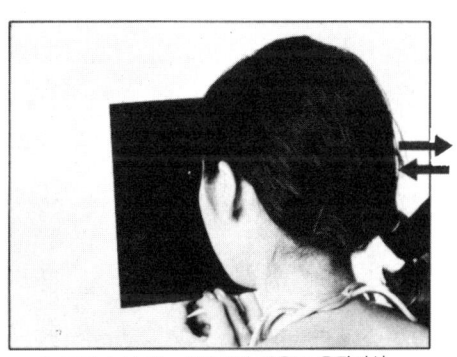

몸을 글자가 보이는 한도까지 좌우로 움직여서 구멍으로 글자를 들여다본다.

✳︎ 눈의 피로 · 시력감퇴의 치료방법

펜라이트를 사용해서
누구라도 가능한 시력강화

 눈 근육의 쇠퇴를 방지하는 안구체조를 또하나 소개한다. 방의 불도 끄고 어두운 가운데 펜라이트(펜 모양의 손전등)만을 켜고 행하는 체조이다. 문자가 보기 어려워지지 않도록 펜라이트가 충분히 밝은 것을 확인하고 행한다. 또 안구가 건조해지지 않도록 눈 깜박거리기를 하면서 행하고 눈이 피로하지 않는 정도의 횟수에서 멈추도록 한다.

펜라이트(펜 모양의 손전등) 만드는 법
 ①펜라이트 끝에 타이프용 종이와 같은 얇은 종이를 붙이고 종이가 벗겨지지 않도록 비닐 테이프나 고무줄로 펜라이트의 동체를 고정시킨다.
 ②펜라이트 끝에 붙인 종이에 검은 매직으로 보기 쉬운 글자를 쓴다.

투광점멸(投光点滅) 수평운동
 ①펜라이트의 스위치를 켜고 자신의 손으로 양 눈의 바로 앞에서 문자가 잘 보이는 위치에 정지시키고 3~5회 빛을 점멸시키며 문자를 응시한다.
 ②펜라이트를 문자가 보이는 한도에까지 오른쪽으로 가져가서 얼굴

을 돌리지 않은 채 양 눈의 시선만을 돌려서 펜라이트를 3~5회 점멸시키며 문자를 본다.

③같은 식으로 펜라이트를 왼쪽으로 돌려, 양 눈으로 3~5회 문자를 본다.

④오른쪽 눈을 감고 왼쪽 눈만으로 앞 위치 오른쪽, 왼쪽의 순서로 펜라이트의 위치를 바꾸어 펜라이트를 3~5회씩 점멸시키며 문자를 본다.

⑤오른쪽 눈만으로 ④와 같은 식으로 펜라이트의 문자를 3~5회씩 본다.

투광점멸 상하운동

①수평운동과 같이 펜라이트를 양 눈의 바로 앞의 위치에서 3~5회 점멸시켜서 문자를 본다.

②펜라이트로 문자가 보이는 아슬아슬한 위치에까지 올려 얼굴을 움직이지 말고 시선만을 움직여 양 눈으로 3~5회 문자를 보도록 한다.

③같은 식으로 펜라이트를 아래로 가져가서 양 눈으로 3~5회 문자를 본다.

④오른쪽 눈을 감고 왼쪽 눈만으로 눈앞, 위, 아래의 식으로 펜라이트의 위치를 바꾸어 3~5회씩 문자를 본다.

⑤오른쪽 눈만으로 똑같이 3~5회씩 문자를 본다.

투광원(投光円) 운동법

①펜라이트의 스위치를 켜고 양 눈의 바로 전방에 가져와서 문자가 보이는 한도의 크기에서 원형으로 돌린다.

얼굴을 움직이지 말고 양 눈의 시선만으로 글자를 쫓도록 해서 3~5회 행한다.

②오른쪽 눈을 감고 왼쪽 눈만으로 같은 식으로 3~5회 펜라이트의 문자를 쫓는다.

③오른쪽 눈만으로 같은 식으로 3~5회 펜라이트의 글자를 쫓는다.

펜라이트를 사용한 눈 운동

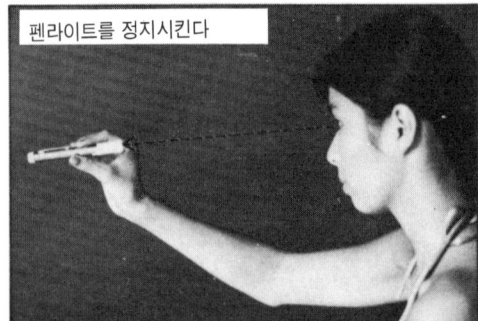

펜라이트를 정지시킨다

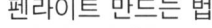

펜라이트 만드는 법

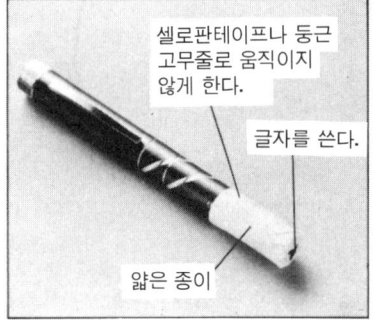

셀로판테이프나 둥근 고무줄로 움직이지 않게 한다.
글자를 쓴다.
얇은 종이

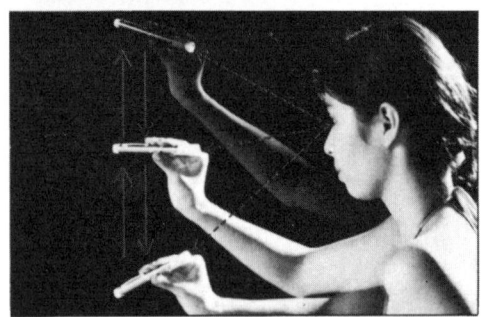

펜라이트를 위아래로 움직인다

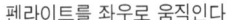

펜라이트를 좌우로 움직인다

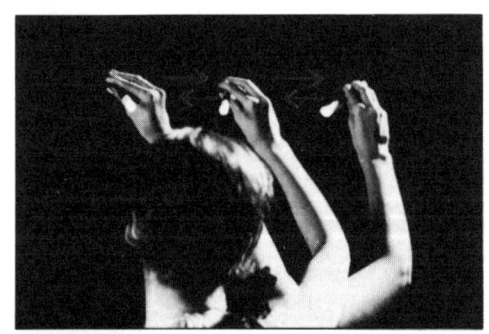

펜라이트를 회전시킨다

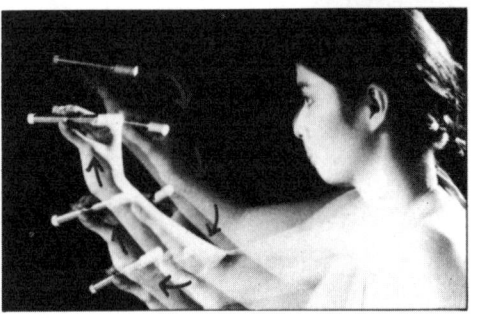

눈의 피로 · 시력감퇴의 치료방법

노안을 방지하는 음식물과 영양소

눈은 복잡한 구조를 하고 있는 만큼 영양소의 섭취 상태에도 민감하게 반응한다. 노안은 눈의 노화 현상이기 때문에 몸 전체의 노화를 방지하는 의미에서 영양의 밸런스를 잡음과 동시에 특히 눈의 노화에 관련이 깊은 비타민A, 비타민B군, 단백질이 부족되지 않도록 신경을 써야 한다.

비타민A는 '암순응(暗順應)'이라고 하는 어두운 곳에서 사물을 볼 때 사용되는 영양소로, 부족하면 소위 '야맹증'의 상태가 된다. 노안이 되면 어두운 곳에서의 시력이 약해지는 것이다. 노안에 걸리기 쉬운 40대부터는 특히 비타민A가 부족되지 않도록 주의해야 한다.

또 비타민 B_1, B_6, B_{12}는 신경 비타민이라고 불리울 정도로 신경 대사를 활발하게 하는 중요한 영양소로서 시신경에도 없어서는 안되며, 비타민B_2는 망막이 빛을 느낄 때 사용된다. 게다가 단백질은 조절기능을 맡고 있는 수정체와 모양근의 주성분이기 때문에 결핍되면 노안을 재촉한다.

비타민A의 효과적 섭취 방법

비타민A는 간, 장어, 계란 노른자 등에 많이 함유되어 있다. 특히 간은 닭간 47000IU, 돼지간 43000IU, 소간 40000IU로 모두 비타민A의 응결체라고 해도 좋을 정도로 비타민A가 많이 포함되어 있다. 그 외에도 당근, 열무, 시금치, 호박 등 녹황색채소에 포함되어 있는 카로틴은 체내에서 비타민A로 변한다.

단 카로틴의 흡수, 이용에는 유지가 필요하며 비타민 A도 유지에 녹아들어가는 비타민이기 때문에 유지를 사용해서 조리를 하면 효율적으로 흡수, 이용된다.

비타민B군의 효과적 섭취 방법

비타민 B_1은 강화미, 보리배아, 돼지고기, 김, 참깨, 현미, 대두 등에 많고, 비타미 B_2는 강화미, 김, 간, 마른 표고버섯, 미역, 계란, 녹색채소 등에 많이 함유되어 있고, 비타민 B_6는 대두나 콩제품, 간, 고등어 등에 많고, 비타민 B_{12}는 간, 고등어, 청어, 정어리 등에 풍부하다.

비타민 B군은 물에 녹기 쉬운 비타민으로 체내에 쌓일 수가 없다. 한번에 대량으로 섭취하는 것보다 필요량을 매일 섭취하는 것이 필요하다.

단백질의 효과적 섭취 방법

단백질은 생선, 계란, 간, 치즈, 대두나 콩제품 등에 많이 포함되어 있다. 한 종류의 단백질원에서 섭취하는 것보다 종류를 바꾸어 식품을 골고루 섭취하는 편이 단백질이 질적으로 효력이 높아져서 효과적이다.

노안 예방에 기여를 하는 대부분의 영양소가 풍부한 간을 잘 이용한다.

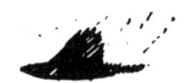

> 노안 예방에 기여를 하는 대부분의 영양소가 풍부한 간을 잘 이용한다.

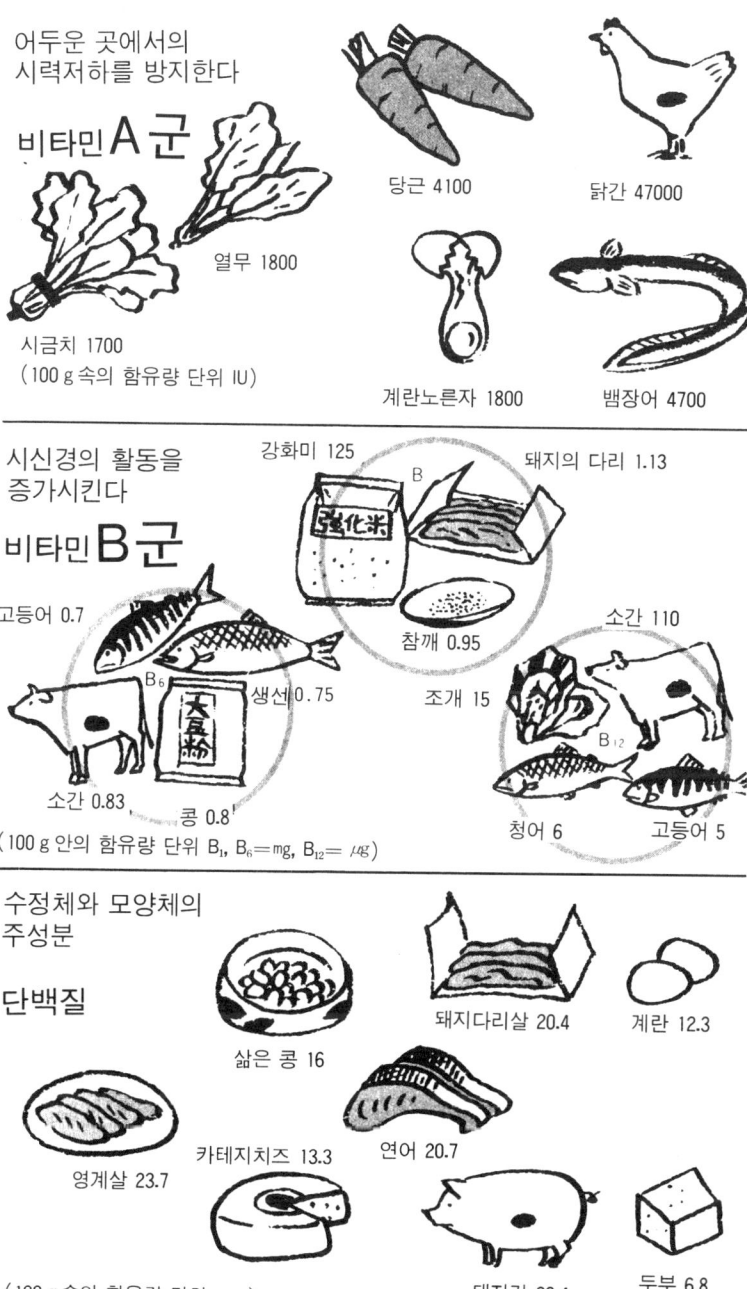

✱ 눈의 피로 · 시력감퇴의 치료방법

백내장을 예방하는 식품, 조장하는 식품

　노인성 백내장은 수정체가 노화하기 때문에 하얗게 흐려지는 병인데, 몸의 노화는 '산화'에 의해서 촉진된다고 한다. 그 중에서도 불포화지방산이 너무 많아 산화를 일으킬 수 있는 '과산화지질'은 동맥경화를 촉진시킨다든지, 세포막을 파괴하는 등 노화에 관련이 깊은 물질이라고 생각할 수 있다.
　백내장을 예방하려면 수정체의 산화를 방지하는 일, 그러니까 과산화지질의 섭취량을 줄인다든지, 체내에서 그것이 생성하는 것을 방지하는 것을 생각하지 않으면 안된다.
　다행히 비타민 B_2에는 과산화지질의 생성을 예방한다든지, 분해하는 작용이 있다. 또 비타민E에는 불포화지방의 산화를 예방하는 작용이 있고, 비타민C도 산화를 막는 작용을 갖추고 있다.
　이들 비타민과 함께 수정체의 주성분인 단백질을 충분히 섭취하면 예방효과가 더 한층 높아진다.
　산화를 방지하는 비타민의 효과적 섭취 방법
　①비타민B_2는 강화미, 김, 간, 마른 표고버섯, 계란, 정어리, 미역, 고등어, 녹색채소 등에 많이 포함되어 있다. 열에는 강하지만 물에 녹는

비타민이기 때문에 가열 조리할 때의 즙도 이용하면 헛되지 않는다.

②비타민C는 녹색채소, 카리플라워, 양배추, 감자, 고구마, 딸기, 감, 감귤류 등의 과일에 많이 포함되어 있다. 물에 녹기 쉽고 열에 약한 비타민이기 때문에 장시간 데우는 요리보다 생식이나 튀김, 볶음 등 기름으로 단시간에 조리하는 편이 손실이 적게 된다. 그러나 찐다든지 삶는다든지 하면 다소의 비타민 C는 잃게 된다 하더라도 생식보다 많은 양을 먹을 수 있기 때문에 비타민C의 섭취량이 오히려 많아지는 경우도 있다. 오히려 감자류는 가열에 의해서 손실이 적고, 김치와 같은 절임류도 비타민C의 손실이 적게 끝난다.

③비타민E 는 소맥배아류, 식물류, 장어, 가다랭이, 참치, 고등어, 참깨나 아몬드 등 씨앗류, 대두 등 콩류, 현미 등에 풍부하다. 식물성 기름으로 조리, 씨앗류를 이용한 무침, 마른 안주, 간식, 콩요리 등을 끊임없이 식탁에 올리도록 한다.

백내장에 나쁜 식품을 줄이는 방법

과산화지질은 유지를 사용한 식품, 오래된 식품, 생선이 오래되어 마른 것 등, 오래된 유지에 많이 포함되어 있다. 특히 식물성기름이나 생선에 포함되어 있는 지방이 오래되면 늘어나는 것으로, 유지는 단기간에 사용해 버리고 생선은 신선한 것을 찾아 생식이나 가열시간이 짧은 요리를 하는 것이 중요하다.

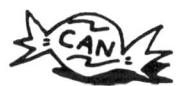

참깨나 아몬드를 무침요리에, 마른 안주 등에 사용하는 것은 비타민E를 섭취하는 골자

✱ 눈의 피로 · 시력감퇴의 치료방법

생생한 시력을 보전하기 위한 식단

젊고 생생한 눈을 언제까지나 보전하려면 특히, 눈의 노화방지에 효과가 있는 단백질, 비타민A, B_1, B_2, B_6, B_{12}, C, E를 부족하지 않게 섭취해야 한다.

하루에 필요한 식품의 기준

①단백질의 하루 소요량은 성인 남자가 70g, 여자가 60g이다. 하루에 계란 1개, 육류 80g, 어류 80g(큰것은 잘라서 한 등분), 콩류로서 두부 100g($\frac{1}{3}$모)과 된장15g(큰 숟갈 1개), 우유 한 잔(200cc)을 섭취하는 것이 기준이 된다. 이외에 밥과 야채 등에도 포함되어 있기 때문에 70g 이상이 된다.

②비타민A의 소요량은 성인 남자가 2000IU, 여자가 1800IU이다. 하루에 당근 30g과 열무 50g을 취하면 2000IU 이상이 된다. 여기에 버터 10g을 더하면 섭취량으로서는 더할 나위가 없겠지만, 카로틴(체내에서 비타민A로 바뀌는)의 흡수, 이용도 높아진다. 단백질원으로 계란 1개를 취한다고 한다면 계란에 포함되어 있는 300IU 이상의 비타민 A도 동시에 보급될 수 있다. 또 간이라면 50g이 20000IU 이상이며, 1회량으로 10일간 분량이나 섭취 가능하다.

③비타민 B_1의 소요량은 성인 남자가 0.7~1.0mg, 여자가 0.6~0.8mg 이다. 하루에 돼지고기 80g, 삶은 콩 50g, 삶은 시금치 50g, 오이소 배기 30g을 섭취하면 1.0mg 이상이 된다. 쌀겨에는 100g 중 2.5mg이 나 B_1이 포함되어 있기 때문에 야채절임은 적합한 보급원이라고 말할 수 있을 것이다.

④비타민 B_2의 소요량은 성인 남자가 1.0~1.3mg, 여자가 0.8~1.1mg 이다. 납두(納豆) 50g, 구운 김 1g, 계란 50g, 삶은 쑥갓 50g, 삶은 감자 100g, 찐 아몬드 20g, 치즈 20g을 취하면 1.3mg 이상이 된다. B_2는 주의하지 않으면 부족되기 쉬운 비타민이다.

⑤비타민 C의 소요량은 성인 남녀 모두 50mg이다. 피망 기름요리 30g 으로 50mg 이상이 된다. 또한 딸기나 키위 100g으로 80mg, 감귤 100g 으로 70mg, 네이블오렌지 100g으로 60mg과, 디저트로 이들 과일을 첨가시킴으로써 그 소요량을 윗돌며, 비교적 섭취하기 쉬운 비타민 이다.

⑥비타민 B_6, B_{12}, E는 소요량이 달라지지 않기 때문에 이들이 많이 포함된 식품을 반드시 매일 하나는 섭취해야 한다. 또 비타민 B_6는 장 내 세균의 활동으로 체내에서도 합성되고 있다. 식물성 섬유가 많으면 장내 세균의 활동이 활발해지기 때문이다. 식물성 섬유가 많이 포함된 식품을 섭취하는 것도 하나의 방법이다.

시력감퇴를 막는 메뉴는 이하와 같다.

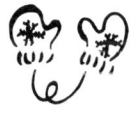

단백질, 비타민 A, B_1, B_2, B_6, B_{12}, C, E가 부족 하지 않도록 섭취한다.

시력저하를 막는 아침식사 식단

동양식 메뉴

요리명	식품명	만드는 법과 힌트
• 밥 • 된장국	현미나 배아미 미역, 양파, 된장, 다싯물	설 튀긴 석쇠구이 뜨거운 물에 데친 뒤에 굽는다. 찍어먹기용 간장은 간장과 다시마 우려낸 물을 같은 양으로 쓴다. 풍미 좋고 감염(感染)에 좋다.
• 설 튀긴 석쇠구이·무우즙 간장 • 시금치 소테·달걀찜 • 오이절임 • 과일	무우, 간장, 생강, 다시마물 시금치, 달걀, 소금, 마아가린, 설탕, 오이, 소금 귤	시금치 소테·달걀찜 싱싱한 시금치를 마아가린으로 살짝 볶고, 부드러워질 정도로 달걀을 찐다. 무우 등을 대용해도 좋다.

서양식 메뉴

요리명	식품명	만드는 법과 힌트
• 토스트 • 계란찜	식빵, 마아가린 시금치, 당근, 말린 표고버섯, 계란, 식물성기름, 소금, 후추	계란찜 시금치를 살짝 데쳐서 약 3㎝로 자른다. 당근, 표고버섯을 가로 길이로 잘라 식물성 기름에 볶아둔다. 시금치를 넣어 살짝 섞어서 가운데 구멍을 만들어 달걀을 떨어뜨려 반숙으로 찐다.
• 밀크 더 • 과일	우유, 홍차 사과	

시력저하를 막는 점심식사 식단

동양식 메뉴

요리명	식품명	만드는 법과 힌트
• 국수 • 찍어 먹는 간장 • 튀김 • 우유	삶은 국수, 다시마, 양파 다시마물, 간장, 맛술 새우, 오징어, 감자, 연근, 표고버섯, 보리가루, 식물성 기름, 우유	튀김 한가지씩 양을 조금씩 해서 어패류, 감자류, 녹황색채소, 담색야채, 버섯류 등을 맞추어 종류를 많게 한다. 우유 우유를 젤리 상태로 해도 좋다.

서양식 메뉴

요리명	식품명	만드는 법과 힌트
• 밥 • 레버소테	현미나 배아미 돼지간, 아스파라가스, 마늘, 생강, 식물성기름, 간장, 소금, 후추	레버소테 얇게 썬 간을 간장과 마늘, 생강을 떨어뜨려 용기 속에 15분간 가만히 둔다. 프라이팬에 레버를 올려놓고 야채를 첨가해 가며 굽는데, 소금, 후추를 넣어 맛을 돋군다.
• 감자 크림탕 • 오이절임	감자, 우유, 설탕 오이, 소금, 가지	간류 요리의 골자 신선한 간을 구해서 찬물로 씻어내며 피를 제거한다. 우유와 향미야채를 넣어서 만든 간장을 뿌려서 군내를 제거한다.

시력저하를 막는 저녁식사 식단

동양식 메뉴

요리명	식품명	만드는 법과 힌트
• 밥 • 철판구이	현미나 배아미 돼지다리살, 피망, 양파, 가지, 식물성 기름, 레몬즙	철판구이 고기, 녹황색야채, 담색야채 등 많은 종류를 섞는다. 고기는 소고기나 닭고기, 또한 생선류라도 좋다. 전골식으로 해도 좋다.
• 감자 초간장	감자, 구운김, 식초, 간장, 설탕	감자 초간장 감자는 얇게 썰어서 곧바로 식초에 담구어 떫은 맛을 빼고 물기를 빼낸다. 설탕을 뺀 초간장도 맛있다.
• 즉석무침	캐비츠, 소금	
• 과일	배	

서양식 메뉴

요리명	식품명	만드는 법과 힌트
• 밥	현미나 배아미	연어 구이
• 된장국	두부, 미역, 된장 다시마물	연어에 소금, 후추를 뿌려서 얼마간 둔다.
• 연어구이	연어, 사라다유, 레몬, 파셀리, 밀가루, 마아가린, 소금, 후추	연어에 물기를 빼고, 밀가루를 양면에 묻혀서 마아가린으로 굽는다.
• 드레싱샐러드	캐비츠, 셀러리, 오이, 토마토, 샐러드유, 식초, 소금	용기에 샐러드 야채를 깔고 그 위에 연어를 올려놓고 레몬과 파셀리를 곁들인다.
• 과일	자몽, 귤	

※ 눈의 피로·시력감퇴의 치료방법

한방약 '팔미환(八味丸)' 백내장의 6할이 시력회복

　노화가 원인인 노인성 백내장에는 한방약의 '팔미환'이 효력을 나타낸다.
　팔미환은 지황(地黃) 8, 산약(山藥)·산수유(山茱萸) 각4, 택사(澤瀉)·복령(茯苓)·목단피(牧丹皮) 각3, 계지(桂枝)·부자(附子) 각1 g의 비율로 8종류의 약을 분말로 해서 농축시킨 것을, 알약처럼 둥글려 만든 것이다.
　팔미환을 백내장의 치료에 사용한 것은 30년 정도 전으로, 1971년 1년간에 284예의 노인성 백내장에 대해서 성적을 조사한 것이 있다. 그 무렵은 백내장의 유형과는 관계없이 투여했는데, 약 6할의 환자가 시력을 회복했다.
　그 후의 조사에서 팔미환이 효력이 있는 것은 수정체의 혼탁함이 중심핵에서 시작하는 타입이 아니고 주변의 피질에서 시작하는 타입으로서 그다지 진행이 되고 있지 않는 경우에 잘 듣는다고 알려졌다. 또 팔미환은 백내장의 9할 이상의 사람에게 사용되는 약인데, 다음과 같은 한방에서 말하는 '증거'에 맞는 사람이 더 한층 효과적이라는 것은 확실하다.

팔미환이 잘 듣는 사람

①환자를 똑바로 눕게 하고 복부를 손으로 눌렀을 때 상복부에 비해서 하복부의 힘이 약한 사람, 이것을 제하불인(臍下不仁)이라고 하고 팔미환을 사용할 때 가장 잘 듣는 중요한 조건이다.

②붓 끝과 같은 부드러운 것으로 문질렀을 때, 상복부에 비해서 하복부의 감이 둔한 사람.

③허리에서부터 아래쪽에 힘이 없고 무릎이 덜덜 떨리는 사람.

④겨울이 되면 손발이 쉽게 차가와지는 사람.

⑤정력이 감퇴한 사람.

이상의 조건에 해당하고 백내장에 걸린 사람은 다음 요령으로 팔미환을 복용한다.

팔미환의 효과적 이용 방법

①팔미환의 양은 알약제로서 하루에 6~8g. 이것을 아침, 저녁 두번에 걸쳐 공복시에 복용한다. 만약 공복시에 복용하는 것을 잊었다면 식후에도 좋으니까 복용하도록 한다. 계속 복용하는 것이 중요하다.

②다른 한방약과 병용할 경우는 하루에 4g정도로 하고, 1회 복용한다.

③위가 약한 사람은 때때로 팔미환이 위장장애를 일으킬 때도 있다. 약간의 술과 함께 복용하면 위장장애도 없고 보다 높은 효과를 올릴 수 있다. 침상에 들기 전에 술과 함께 복용하면 잠도 잘 온다.

④위가 약한 사람은 인삼탕을 병용하는 것도 좋은 방법이다.

팔미환으로 노안이 가벼워진다고 하는 사람도 있는데, 이것은 팔미환이 갖는 노화방지 작용에 의한 것으로 생각되어진다.

약간의 술과 함께 복용하면 위장 장애도 없이 효과가 한층 기대된다

팔미환에 들어있는 생약

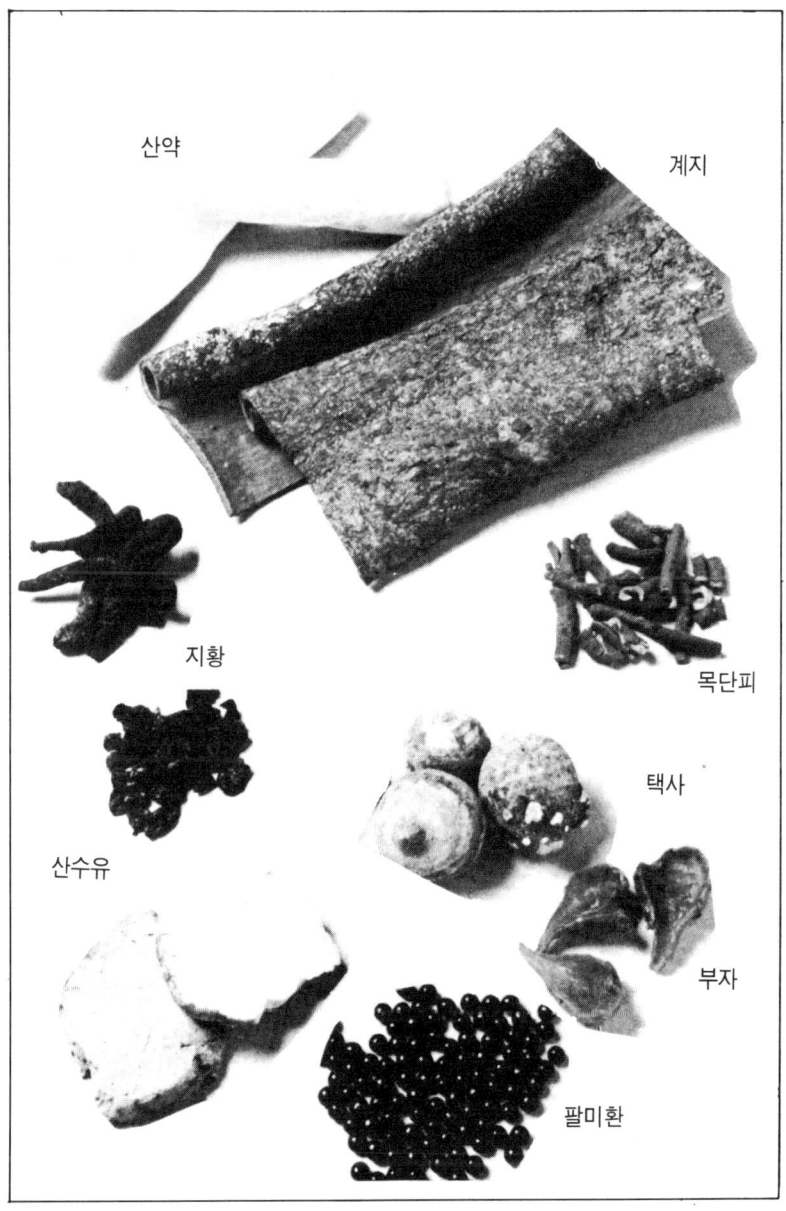

✱ 눈의 피로 · 시력감퇴의 치료방법

중년의 시력 감퇴에 효과있는 한방 명약

　백내장에 효과있는 한방약은 팔미환뿐만이 아니다. 그 중에서도 인삼탕(인삼, 감초, 삽주뿌리(朮), 건강(乾薑) 약 3g)이라고 불리우는 한방약을 팔미환과 병행하면 팔미환 하나를 사용할 때 보다 효과가 높고, 팔미환에 의해서 드물게 발생하는 위장장애도 줄이며 보다 나은 효과를 얻는 경우가 많은 것이다.

인삼탕의 사용 방법
　①인삼탕을 단독으로 사용할 경우는 하루에 6~8g을 아침, 저녁 2번 나누어 공복시에 복용한다.
　②팔미환과 병용할 때는 인삼탕을 아침에 4g, 팔미환을 밤에 4g.

인삼탕(人蔘湯)이 잘 듣는 사람
　①체력이 좀 떨어지고 안색이 좋지 않은 허약한 타입.
　②심하비경(心下痞鞕)이라고 해서 자각적으로 명치 부분에 꽉 메는 느낌이 있고, 그곳을 누르면 압통이 있는 사람.
　③식욕이 없고 위가 거북하기 쉽고 설사를 잘 하는 등의 증상이 있는 사람.
　④손발이 차가운 사람.

각각 공복시에 복용한다.

팔미환과 인삼탕 이외에 백내장에 유효한 한방약에는 육미환(팔미환에서 계지(桂枝)와 부자(附子)를 뺀 것), 대자호탕(시호(柴胡)6, 반하(半夏)·생강(生薑) 각4, 황금(黃芩)·작약(芍藥)·대추(大棗) 각3, 기실(枳實)2, 대황(大黃)1g, 오수유탕(오수유(吳茱萸)3, 인삼(人蔘)2, 대추(大棗)·생강(生薑) 각 4g) 등이 있다. 이들 약은 모두다 그 엑기스제 1일양 6~8g을 아침, 저녁 2번 나누어 공복시에 복용한다.

육미환(六味丸)이 듣는 사람
①허약한 체질로, 팔미환을 술과 함께 복용해도 위장장애가 있는 사람.
②손발에 차가움이 있는 사람.

대시호탕(大柴胡湯)이 듣는 사람
①몸이 단단하고 충실한 사람.
②상복부에 힘이 있는 사람.
③명치 끝에 꽉 멘 듯한 느낌이 있는 사람.
④흉협고만(胸脇苦滿)이라고 해서 갈비뼈 밑을 가슴 안쪽을 향해 누르면 저항과 압통이 있는 사람.

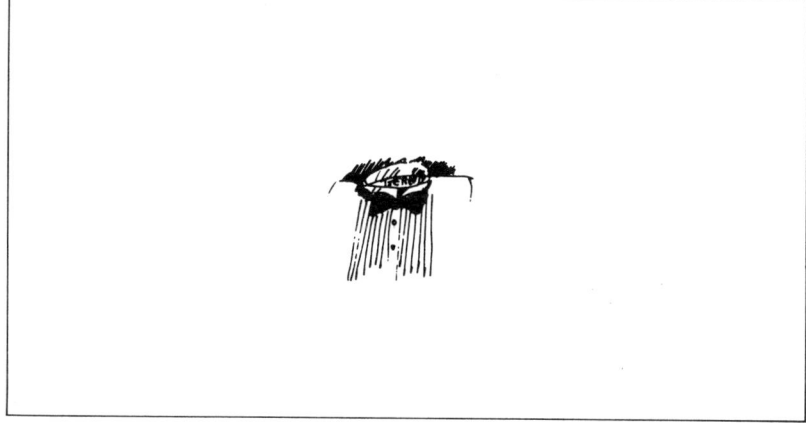

오수유탕(吳茱萸湯)이 듣는 사람

①위장이 약하고, 손발이 찬 허약한 타입.

②심한 두통이 있고 두통 때문에 가끔 구토를 하는 사람.

③배의 힘이 약한 편으로 가벼운 심하비경(心下痞鞕)이 있는 사람.

노안에 대해서는 팔미환을 제외하고서는 효력이 있다고 할 만한 약은 없지만, 시호계지건강탕(시호(柴胡)6, 계지(桂枝)·과려근(瓜呂根)·황금(黃芩)·모려(牡蛎) 각3, 건강(乾薑)·감초(甘草) 각2g)과 보중익기탕(황기(黃耆)·인삼(人蔘)·출(朮) 각 4, 당귀(當歸)3, 진피(陳皮)·생강·대추·시호(柴胡) 각2, 감초 1.5, 승마(升麻)1g)이 듣는 사람이 있다.

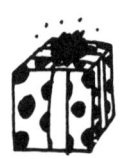

> **인삼탕은 아침, 팔미환은 저녁에 복용하면 시력 저하에 효과가 있다.**

당신의 체질에 맞는 한방약의 선택 방법

약품명		팔미환	육미환	인삼탕	대시호탕	오수유탕	시호계지건강탕	보중익기탕
백내장에 효과가 있는 한방약		◎	◎	◎	○	○		
노안에 효과가 있는 한방약		○					○	○
체력	허약	☆	☆	☆		☆	☆	☆
	충실				☆			
상복부의 힘	강				☆			
	약					★	☆	★
하복부의 힘	강							
	약	☆	☆	☆		★	☆	☆
맥력	강				☆			
	약						☆	☆
위장	강							
	약		☆	☆		☆		
손발의 차가움	있다	☆		☆		☆		
	없다				☆			
심하비경	있다			☆	☆	★	☆	☆
	없다	☆	☆					

※ 심하비경이란 답답한 감이 있고 가슴 아래를 누르는 압통이 있는 상태
※ 가슴 옆구리 통증이란 조골궁(助骨弓) 아래를 가슴 안쪽으로 향해 누르면 저항과 압통이 있는 상태
◎는 특히 효과가 있는 한방약, ○는 효과가 있는 한방약, 또 ☆표는 체질적으로 '해당한다' ★표는 '어느 정도 해당한다'는 것을 나타내고 있다.

눈의 피로 · 시력감퇴의 치료방법

눈의 피로와 노안으로 착각하기 쉬운 위험한 병

눈에는 얼핏 보기에 피곤과 노안으로 밖에 생각할 수 없는 종류의 병이 있다. 전신에 숨어 있는 병이 피로한 눈의 증상이 되어 나타나는 경우도 적지 않다. 한 순간의 착각에서 큰일에 이르지 않도록 위험한 병에 대한 분별을 설명해 두겠다.

착각하기 쉬운 눈병

①녹내장(綠內障)은 안구안을 순환하고 있는 방수(房水)라고 하는 액체의 유출장애에 의해 안압이 상승해서 처리가 늦어지게 되면 실명할 가능성이 많은 병이다. 급성과 만성이 있고, 만성 녹내장은 초기에는 눈이 피로하기 쉽고, 눈이 가물거리며 머리가 무거운 등의 증상이 발생한다. 중·노년이 되면 안압 측정도 건강진단의 검사항목에 첨가하도록 한다.

②망막박리(網膜剝離)는 카메라의 필름에 해당하는 망막이 벗겨지는 병인데, 개중에는 눈이 자주 피로하다 라고 하는 증상이 나오는 경우가 있다. 그 외에 전구(前驅) 증상으로서 눈 앞에 검은 것이 가물가물 보인다든지, 반짝반짝 빛나는 것 등이 있다든지 하는 경우도 시야가 결여되기 시작하기 전에 발견하기 쉬운 것이다.

③중심성망막증(中心性網膜症)은 망막의 중심부에 있는 황반부(黃斑部)가 붓는 병인데, 때로는 눈이 피로하다든지 하는 증상이 일어날 경우가 있다. 그 외에도 사물이 작게 보인다든지 흔들려보이고 사물의 중심이 어두워 보인다든지 하는 증상도 일어난다.

④만성결막염(慢性結膜炎)은 바이러스나 세균감염, 알레르기, 화학약품의 오염 등으로 결막에 염증이 생기는 병인데, 눈이 자주 피로하고 눈이 가물가물거리는 증상이 생긴다. 그 외에도 결막의 충혈이나 눈곱 등도 생긴다.

⑤상피성각막염(上皮性角膜炎)은 바이러스나 세균 감염, 알레르기, 이물질의 침입 등으로 생긴다. 눈이 피로해지기 쉽고, 눈부시고, 저녁에는 빨개지는 등의 증상 외에 눈이 뻑뻑하다든지, 눈이 아픈 일도 있다.

전신 질환과의 관계를 지나쳐버리기 쉬운 병

①당뇨병(糖尿病)이 있는 사람으로 혈당치가 급격히 높아질 때 눈이 피로하다든지, 가까이에 있는 것이 안보인다든지 하는 경우가 있다. 노안경(老眼鏡)을 쓰면 잘 보이기 때문에 노안으로 착각하기 쉽다.

당뇨병이 있는 사람은 안경점에서 안경을 만들 때 반드시 안과의의 검진을 받도록 한다.

②저혈압병(低血壓病)에도 눈의 피로, 두통, 어깨 결림 등 안정피로와 비슷한 증상이 발생하는데, 이들 증상은 아침에 나타나기 쉽고 혈압이 상승한 후에는 나타나기 어렵다.

③호르몬의 밸런스가 깨어져서 일어나는 갱련기 장애도 눈이 피로하기 쉽고 두통, 어깨 결림 등이 일어난다.

당뇨병과 저혈압, 갱년기 장해에도 눈의 피로나 노안의 증상이 일어나기 쉬우므로 주의

눈의 피로와 노안으로 착각하기 쉬운 병

병 명	증 상	원 인 · 특 징
녹내장초기	눈이 피로하다. 눈이 가물거린다. 머리가 무겁다.	방수의 순환장애 때문에 안압이 상승, 방치하면 실명
만성결막염	눈이 피로하다. 눈이 어른어른거린다. 결막의 충혈, 눈곱	주로 세균·바이러스 감염이나 알레르기가 원인
상 피 성 각 막 염	눈이 피로하다. 눈부시다. 안통·이물감. 저녁무렵 흰자위가 붉어진다.	세균·바이러스 감염이나 화학물질에 의한 자극, 알레르기 등이 원인
중 심 성 망 막 증	눈이 피로하다. 물질이 작아보인다. 물체가 비뚤어져 보인다. 반짝거리며 빛나는 것이 보인다.	치료에 장시간을 요하는 경우가 있다. 망막의 황반부가 붓기 때문에 생긴다.
망막박리	눈이 피로하다. 모기와 같이 팔랑거리는 것이 보인다. 빛나는 것이 보인다.	망막이 맥락막으로부터 떨어져 나가기 때문에 생긴다.
당 뇨 병	눈이 피로하다. 가까이의 물건을 보기 어렵다. 노안경을 쓰면 잘 보인다.	혈당치가 갑자기 높아졌을 때 이와 같은 증상이 생긴다.
저 혈 압	눈이 피로하다. 두통·어깨결림·귀가 멍멍한 증상이 일어난다.	혈압이 낮기 때문에 일어난다.
갱년기장애	눈이 피로하다. 두통·어깨결림·초조함 등의 증상이 나타난다.	호르몬의 밸런스가 깨어진 것이 원인

눈의 피로 · 시력감퇴의 치료방법

노안의 진행에 맞춘 안경 선택법

한국인은 안경인구가 많은 것에 비해 맞지 않는 안경을 쓴다든지, 안경을 제대로 사용하지 못하는 사람이 적지 않다.

렌즈나 프레임(테두리, 틀)에 대해서의 지식을 이해해서 노안경을 잘 선택하기 바란다.

노안경(老眼鏡)이 필요해지는 시기

보는 것에 핀트를 맞추는 눈의 기능을 조절작용이라고 하고, 디오프타(약자로 'D'라고 쓴다)로 나타낸다. 1D라고 하면 정시(正視)의 사람이 1m의 지점에 있는 물체를 볼 때의 조절력(렌즈로 말하면 1m의 거리에 태양광선의 상을 연결하는 굴절력)이란 말로, 가까이의 물건을 확실히 볼 수 있는 최대한의 거리의 근점(近点)을 말한다.

15살 정도의 어린아이는 10D의 조절력이 있으며, 사물을 10cm정도 가까이서도 볼 수가 있다. 그런데 45세 정도가 되면 조절력은 3~2.5D 정도로까지 떨어지게 된다. 2.5D는 40cm 정도 떨어지지 않으면 확실히 볼 수 없는 수치이다.

책이나 신문 등을 읽을 때 적당한 거리는 30~35cm 정도라고 생각하고 있는데, 조절력이 쇠퇴하게 되면 개인차가 있겠지만 일반적으로

45세 경부터는 잔잔한 글자가 보기 어려워진다고 할 수 있다.

그런데 조절력이 3D라고 하면 근점거리가 33㎝인데, 독서에 가장 적당하다고 생각하겠지만, 3D인 사람이 독서를 한다고 하는 것은 전력투구의 상태에서 글자를 보고 있다는 것을 의미한다. 그것만으로 눈이 피곤하기 쉽고, 긴 시간 동안 계속해서 읽기가 곤란한 것이다.

조절력에는 어느 정도의 여유가 필요하기 때문에 3D가 되면 슬슬 노안경이 필요한 연령이 되었다고 할 수 있겠다.

문패의 주소나 철도의 시각표, 우편번호부의 문자, 지도상의 지명 등이 30㎝ 거리에서 보기 어려워졌다면 이제 슬슬 노안경이 필요하다고 생각하도록 한다.

또 조절력의 쇠퇴는 60세경부터 둔화하기 시작하기 때문에 노안이 되기 시작한 경부터 20년간 정도는 꽤 빠른 스피드로 저하가 진행된다.

그래서 몇 년만 되면 안경이 맞지 않게 되는 경우도 자주 있다. 노안경을 만들었어도 2~3년에 한번씩 검안을 하고 돗수가 맞는가 어떤가를 확인하지 않으면 안된다.

렌즈 재질 고르기

렌즈의 재질은 유리와 플라스틱이 있다.

유리에는 상처가 잘 안나지만 깨지기 쉽고 무거운 것이 결점이다. 노안경은 볼록렌즈를 사용하기 때문에 돗수가 진행되면 꽤 두꺼워지게 되어 그 만큼 무거워지게 된다.

반대로 플라스틱에는 깨어지기 어렵고, 가볍다고 하는 장점은 있지만 상처가 잘 나는 결점도 있다. 최근의 렌즈는 그것을 커버하기 위해 갖가지 코팅을 실시하고 있다.

렌즈에 부딪히는 빛 반사를 막고, 광투과율을 높이기 위해 단층 코트와 다층 코트 등의 가공을 실시한 렌즈도 있다. 그러나 코팅하지 않은 렌즈라도 광투과율은 92% 정도이기 때문에 보통 렌즈로도 충분하다.

　칼라렌즈는 노안경에는 부적합하다. 노안경은 문자나 손작업 등 섬세한 것을 실내에서 보기 위해 사용하는 것이므로 색이 들어가 있으면 오히려 보기 어려운 경우가 생긴다. 그리고 조금 더 비싼 것이 난점이다. 2~3년에 한 번 정도는 바꾸어 낄 경우가 많은 것이 노안경이니까 불필요한 지출은 피하도록 한다.

　다층 코트 렌즈는 지문과 같은 기름 오염도 묻기 쉬우며 티슈페이퍼로 닦는 정도로는 잘 닦이지 않는다. 중성세제로 매일 씻을수 있는 사람이라면 괜찮겠지만 그것이 귀찮은 사람은 오히려 오염 때문에 잘 안 보이게 된다.

원근(遠近) 병용 렌즈 선택법

　중년 이후가 되면 원시가 된다든지, 난시가 되어 멀리를 볼 때에도 안경이 필요하게 되는 사람이 많이 있다. 그리고 노안경을 사용하지 않으면 안되는 상태라면 멀리를 본다든지 가까운 데를 본다든지 할 때마다 원시용 안경과 근시용 안경을 갈아끼지 않으면 안된다.

　이와 같은 불편함을 해소하고 원근 병용으로 개발한 것이 이중촛점렌즈와 누진다촛점렌즈이다.

　이중촛점(二重焦点) 렌즈는 렌즈의 아랫부분이 노안용이며 윗부분이 원시용으로 되어 있고, 경계가 확실히 되어 있다. 노안용의 부분이 넓은 타입과 좁은 타입이 있는데, 두쪽 다 사용에 익숙해지면 편리한 렌즈이다.

　누진다촛점(累進多焦点) 렌즈는 원근 경계가 없고, 원시용에서 근시용으로의 돗수가 단계식으로 되어 있는 렌즈로, 이것도 노안경의 부분이 넓은 타입과 좁은 타입이 있다. 남이 쓰고 있는 안경이 이 안경이라는 것을 잘 모르는데, 렌즈 끝쪽이 약간 비뚤게 보인다. 그리고 렌즈에 익숙해지기까지 개인차가 크기 때문에 제대로 쓰지 못하는 사람도 있다. 신중히 선택하기 바란다.

또, 이중촛점렌즈도 누진다촛점렌즈도 얼굴과 안경과의 각도 조정이 어렵기 때문에 사용하기 쉬운 것을 자기 나름대로 연구해서 안경점에서 재조정하기 바란다.

프레임의 선택 방법

프레임의 재질에는 플라스틱, 메탈, 상부가 플라스틱이고 하부가 메탈인 브로우라인 등이 있다.

플라스틱은 가격이 싸고 가볍기 때문에 두꺼운 렌즈를 사용하는 사람에게는 적당하다. 그러나 조정하기가 어렵기 때문에 이중촛점렌즈나 누진다촛점렌즈에는 부적당하다.

메탈 프레임은 다소 무겁기 때문에 두꺼운 렌즈에는 적합하다. 가격도 플라스틱보다 높다. 그 대신 조정하기 쉽고 내구력도 있기 때문에 오래 간다.

최근에는 가벼운 티탄을 사용한 메탈프레임도 시판되고 있다. 굉장히 가볍고 내구력도 있지만 조정하기 어렵고 가격이 비싼 것이 결점이다.

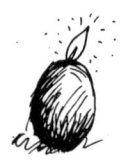

| 문패의 주소나 전화번호부, 우편번호부의 문자가 잘 안 보이면 노안을 의심하라 |

눈의 피로·시력감퇴를 치료하는데 도움이 되는
이론편

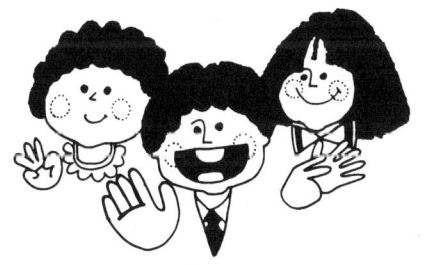

1 이것만큼은 알아두자

눈의 구조와 메카니즘

눈동자는 '조리개', 각막은 '렌즈'

 우리들의 눈은 그 모양에서든지 또는 크기에서 실로 탁구공과 많이 비슷하다. 통상 우리들이 위·아래 눈꺼풀(상안검(上眼瞼), 하안검(下眼瞼)) 사이에서부터 볼 수 있는 것은 눈의 극히 일부에 지나지 않고, 대부분은 안와(眼窩: 눈구멍)라고 부르는 원추형 뼈로 둘러싸여져 있는 구멍 안에 숨겨져 있어서 보이지 않는다.

 거울을 보면서 눈을 들여다 보면 눈꺼풀 사이로 보이는 눈 한 가운데 작은 원형의 검은 것이 있을 것이다. 그것이 동공이다. 그 주변을 둘러싸고 있는 흑갈색 부분이 홍채, 즉 검은 눈에서 동공이나 홍채는 모두 각막이라고 하는 투명한 막에 싸여져서 보호되고 있다. 각막은 또한 강막(強膜)과 함께 안구의 형태를 일정하게 보전하고 빛의 출입구가 되기도 하며, 빛을 굴절시키는 볼록렌즈의 활동을 하고 있다.

 그렇기 때문에 각막에 비뚤어짐이나 상처가 있으면 난시나 부정난시의 원인이 될 뿐만 아니라, 안개유리로 보는 것과 같은 상태가 되어 시력저하를 일으킨다.

 동공은 내부에 있는 동공괄략근(瞳孔括約筋)과 산대근(散大筋)이라고 하는 두 종류의 근육의 활동으로 수축된다든지, 확대된다든지 한다.

확대되면 많아진다는 식으로 동공은 카메라 조리개 역할을 담당하고 있다.

한편, 눈꺼풀 안쪽의 표면은 결막(結膜)이라고 하는 막으로 둘러싸여져 있다. 이 얇은 막은 또한 안구 쪽에도 뻗어 구결막(球結膜)이 되어 강막을 싸고 있다.

눈의 벽면(壁面)은 3층구조로 되어 있다

다음 그림에 나타낸 것은 안구를 수평으로 2등분했을 때의 단면도이다. 이 그림을 보면서 보통은 볼 수 없는 눈의 안쪽의 조직과 활동에 대해 설명하도록 하자. 동공 주위에 있는 홍채는 모양체에 연결되고, 모양체는 고리모양이 되어 수정체를 감싸고 있다. 모양체에서는 모양소대(毛樣小帶)라고 불리우는 우수한 선유(線維)가 나와 있는데 수정체에 연결되어 있다.

또한 모양체의 뒷쪽에는 맥락막(脈絡膜)이 있고, 맥락막은 안쪽에서 망막(網膜)과 접해 있다.

홍채, 모양체, 맥락막은 공통된 성질을 가지고 있기 때문에, 총칭해서 포도막이라고 부르고 있다. 포도막에는 갈색 색소가 많고, 게다가 많은 수의 혈관이 종횡으로 뻗어 있다.

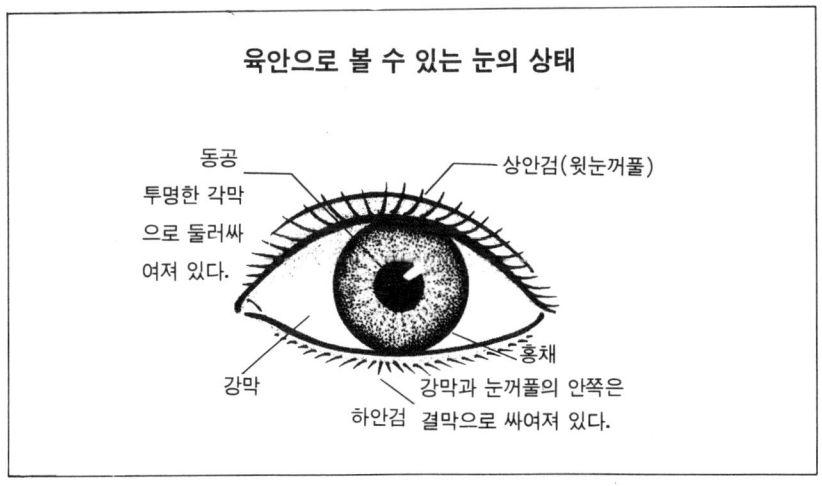

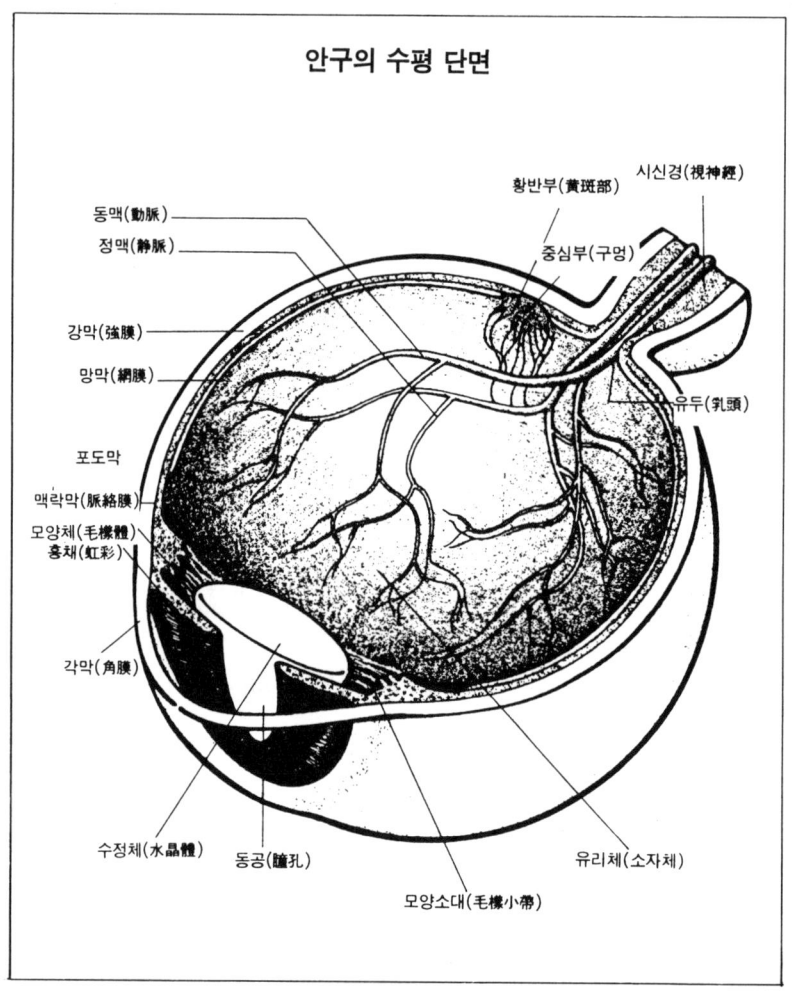

　모양체는 또한 방수(房水)라고 하는 투명한 액체를 만들어내는 활동도 하고 있다.

　방수는 안구 안을 순환하면서 수정체(水晶體)와 각막(角膜)에 산소와 영양소를 보내넣고, 노폐물을 제거하는 역할을 맡고 있다. 또 한편 맥락막과 망막에 산소와 영양소를 보내고 노폐물을 운반해 내는 역할을 가지고 있다.

수정체가 렌즈의 두께를 자유자재로 바꿀 수 있는 이유는

이번에는 눈동자 안으로 들어가 보자. 홍채 뒷쪽에는 수정체가 있다. 그 안에 접해 있는 것이 젤라틴 상태를 하고 있는 초자체(유리체)이다. 둘다 투명하기 때문에 동공으로부터 들어간 빛은 별 탈없이 유리체의 뒷쪽에 있는 망막에 도달할 수가 있는 것이다.

이 가운데 수정체는 모양소대(毛樣小帶)라고 불리우는 무수한 잔털로 덮혀 축 늘어져 있어서 일정한 위치에 보전되고 있다.

모양체에는 모양(체)근이라고 하는 근육이 있고 이 근육이 수축한다든지 이완하는 덕에 수정체가 얇게 당겨 늘어난다든지, 부푼다든지 할 수가 있다.

수정체의 두께가 변하면 빛의 굴절도 변한다. 그것에 의해서 멀고 가까운 물체에 핀트를 맞출 수가 있는 것이다. 수정체는 안구 내에서 카메라의 렌즈와 똑같은 활동을 하고 있는 셈이다.

탄력성이 풍부한 섬유(線維)로 만들어져 있기 때문에 수정체는 이와같이 두께를 자유자재로 바꿀 수가 있는 것인데, 이 점이 카메라의 렌즈와는 도저히 견줄 수 없는 정교함을 갖고 있는 것이다.

또한 수정체의 뒤에 있는 유리체는 그 대부분이 수분으로 만들어진 젤라틴 상태의 물질로서 망막의 위치를 일정하게 보전함과 동시에 외부로부터의 쇼크가 망막에 전달되지 않도록 보호한다.

망막은 영상을 연결하는 고감도 필름

그러면 동공에서부터 들어온 빛은 수정체와 유리체를 통과해서 망막에 상을 연결한다. 망막은 카메라의 필름과 같은 역할을 하고 있는 것인데, 그 작용은 필름에 비하면 굉장히 복잡하고 정교한 구조를 갖고 있다.

망막은 맥락막과 유리체에 끼어진 얇은 막으로서 가장 얇은 곳이 0.1mm 이하, 두꺼운 곳이 0.2mm 정도밖에 안된다. 이 얇은 막이 10장이나 되는 층으로 이루어져 있기 때문에 이것만으로도 얼마나 복잡한

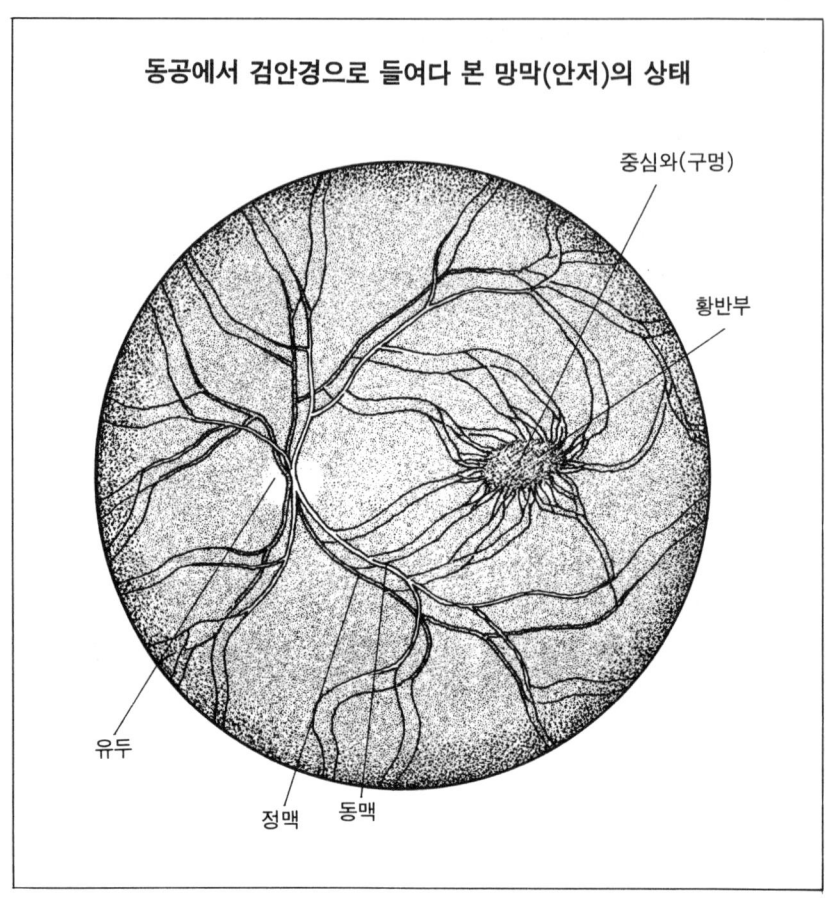

구조를 하고 있는가를 상상할 수 있을 것이다.
　바깥으로부터의 빛을 망막 안에서 캐치하는 것이 시세포(視細胞)이다. 시세포에는 추상체(錐狀體)와 간상체(桿狀體)라고 불리우는 두 종류가 있으며 추상체가 밝은 곳에서 활동하고, 색깔이나 물체의 모양을 판가름할 수 있는 것에 비해서 간상체는 어두운 곳에서 활동하고 빛의 명암밖에 느낄 수가 없다.
　추상체가 망막의 중심부에 모여 있는 것에 대해 간상체는 주변부에 많은 등, 분포 방법도 다르다. 중심부의 시력은 1.2~1.5인 것에 비해

주변이 되어감에 따라 시력은 급격히 저하하는 것은 바로 그 때문이다.

다음의 그림은 검안경(檢眼鏡)으로 들여다 보았을 때의 망막의 모양이다. 중심으로부터 조금 코쪽에 기울어져 있는 곳에는 혈관과 신경선유가 집합된 시신경유두(視神經乳頭)가 있는 것을 알 수 있다. 망막의 시세포로 받아들인 빛의 자극은 신경선유를 거쳐 시신경유두에 모여 시신경에 의해 뇌까지 전달되어진다.

망막의 중심에 있는 것이 황반부(黃斑部)이다. 황반부란 망막의 다른 부분에 비해서 자연광으로 황색으로 보이는 것에서 붙여진 이름으로 한가운데에 있는 중심와(구멍)에는 추상체가 밀집되어 있기 때문에 가장 높은 시력을 나타낸다.

우리의 눈은 직경 약 2.4cm의 작은공에 지나지 않는다. 그러나 우리들이 얻을 수 있는 정보의 대부분은 이 작은 거인의 손에 달려있는 것이기 때문에 조그마한 장애라도 굉장한 사태를 불러일으킬 수 있다는 것을 명심하도록 한다.

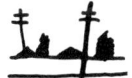

② 이것만큼은 알아두자

노안, 백내장 등은 왜 생기는가

수정체는 특히 노안에 관계 깊다

 어린아이의 생생하고 투명한 눈과 노인의 눈을 비교하면, 분명히 노인의 눈에는 탄력이 없고 흰 자위 부분이 투명감을 상실하고 있다. 그리고 기미나 주름 등, 피부에 나타나는 커다란 변화와 비교하면 별로 크게 생각되지 않지만 안구 속의 눈의 기능 자체를 조사해 보면 이미 40세 전후부터 노화가 급격히 진행되어 피부 못지 않게 변화해 가는 것을 알 수 있다.

 렌즈의 역할을 하고 있는 수정체 등은 특히 조화가 격심한 부분이다.

 수정체는 이미 앞서 본 바와 같이 탄력이 풍부한, 투명한 선유로 되어 있으며 부풀기도 하고 얇아지기도 하며 빛을 굴절시키는 작용을 하고 있다. 젊을 동안에는 피부에 탄력성이 있는 것과 마찬가지로 수정체의 탄력성도 충분한데, 노화에 따라 점점 상실하게 되는 것이다. 그 결과, 충분히 그 두께를 늘여갈 수 없고 조절력이 쇠퇴해버린다. 즉, 노안의 상태인 것이다. 모양근의 탄력도 쇠퇴에 박차를 가하는 원인이 된다.

또 한편, 수정체의 투명도도 노화에 따라 나빠지며, 점차 하얗게 탁해지는 것이다. 이렇게 되면 동공에서 들어온 빛이 망막에 닿기 어려워지게 된다. 이것이 백내장으로, 눈에 관한 성인병에서는 노안과 병행해서 가장 일반적이다.

'배수'가 나빠져서 생기는 녹내장

눈 속의 압력, 그러니까 안압이 높아져서 시야에 이상을 가져오는 병에 녹내장이 있다. 안압이 높아지는 것은 안구 속을 순환하면서 산소와 영양분을 보내고 있는 방수라고 불리우는 물이 '배수구'로부터 흘러나가기 어려워져 버리기 때문이다.

이 배수구를 올바르게는 우각(隅角)이라 하고, 앞쪽의 구석에 있다. 이 우각에는 방수를 여과하는 우각선유주대(隅角線維柱帶)가 있으며 그 안쪽에 슈렘씨관이라고 하는 관이 이어져서 우각을 감싸고 있다. 방수의 '배수'가 나빠지는 것은 이 우각선유주대와 슈렘씨관벽이 노화해서 유출, 저항이 커지기 때문이다.

한편 방수 자체가 젊었을 때에 비해서 점액이 나오기 때문에 그때문에 유출이 어려워진다고 설명하는 학자도 있다.

혈액에 점액이 나와 흐름을 어렵게 하면 동맥경화가 촉진되기 때문에 방수에도 같은 일이 일어나는 것이 아닌가 생각되는 것이다.

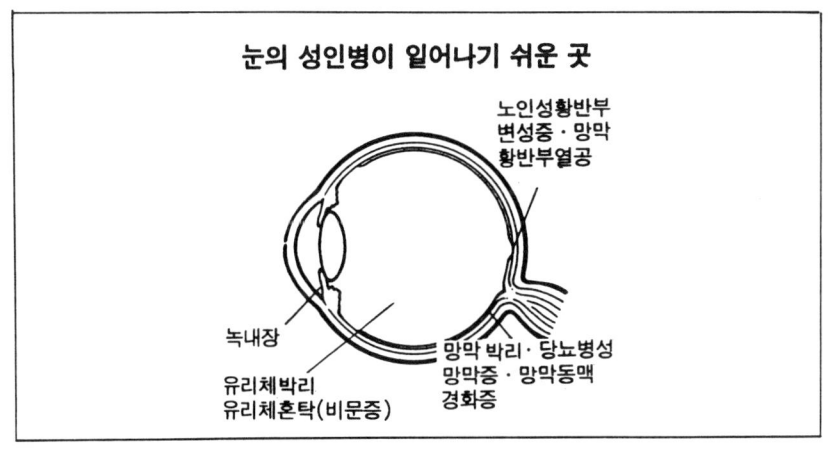

노화가 진행되면 유리체가 축소하기 시작한다

수정체 뒤에 있는 유리체에도 역시 노화의 물결이 밀어닥친다. 유리체는 거의가 수분으로 된 젤라틴 상태의 조직으로 히알론산과 콜라겐 등의 선유도 포함되어 있다. 이 젤라틴 상태가 일부 녹아버려 물이 고여서 그것이 유리체 바깥으로 새어나가는 일이 있다.

당연히 이렇게 되면 유리체가 축소하고 망막과의 사이가 벌어지게 된다.

이때에 망막의 혈관이 끊어지면 작은 출혈이 생기고 그것들이 거무틱틱한 그림자가 되어 눈앞에서 어른어른거리며 보이게 된다. 이것도 비문증(飛蚊症)의 일종이다.

비문증 가운데서 가장 위험하고 심한 증상을 일으키는 것이 다음에 서술할 망막박리(網膜剝離)이다.

망막박리의 위험도 있다

노화에 의한 유리체의 변화는 망막에까지 미치게 된다.

유리체가 변화하면 유리체 그 자체가 줄어들어버릴 수 있다고 말했

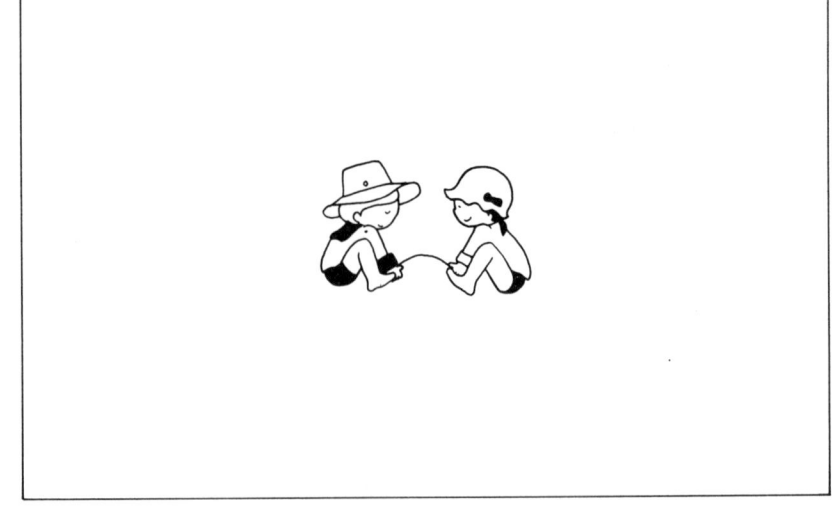

는데, 이때 유리체에 접해있는 대로의 망막이 잡아당겨지는 일이 있다. 망막의 약한 부문이 있으면 그 부분에 구멍이 생기는 것이다. 주변부의 망막에 생기는 것이 보통이지만, 중심부에 일어나는 것을 망막황반부파열(원공)이라고 말하고, 이 구멍에서부터 유리체 속의 액체가 망막의 뒷부분까지 흘러가면 망막박리가 일어나게 된다.

그 외에 망막의 중심부인 황반부에 붓기나 출혈이 일어나며 노인성황반부변성증(老人性黃斑部變性症)도 그 이름대로 노화에 수반해서 일어나는 눈의 병이다.

감추어진 성인병까지 안저검사(眼底檢査)로 알 수 있다

눈은 또 동맥경화나 고혈압 등 혈관·순환기의 변화가 나타나기 쉽고, 안저검사를 함으로써 전신상태를 추정할 수도 있다.

동맥경화가 일어나고 있는 사람의 안저를 조사해 보면 동맥과 정맥이 교차하고 있는 부분에서 정맥이 동맥에 압박되어 조금 비뚤어진다든지, 동맥의 빛을 반사하기 쉬워져서 하얗게 빛나 보인다든지 한다.

고혈압인 사람의 안저는 동맥이 가늘어지고, 굵기에 변화가 생기며 출혈하고, 하얀 반점이 생기는 등 변화를 볼 수 있다.

또한 뇌에 일시적으로 순환장애가 생기는 일과성허혈성뇌발작(TIA)일 때에는 눈 앞에 반짝반짝하는 빛이 보이는(광시증) 경우가 있다. TIA는 뇌경색(腦梗塞)의 전구증상인 경우가 많기 때문에, 광시증(光視症)이 뇌경색 발견을 위한 것이 될 경우도 있다.

한편, 당뇨병도 오랫 동안 적절한 지도와 치료를 받지 않고 있으면 백내장을 일으킨다든지, 망막에 소혈관 혹이나 출혈, 백반(白斑) 등이 일어난다. 또한 증상이 진행되면 망막변성(網膜變性), 망막박리 등을 일으키고 실명에 도달한다. 당뇨병 때문에 망막에 일어나는 증상을 당뇨성망막증이라고 부른다.

③ 이것만큼은 알아두자

노안으로 착각하기 쉬운 위험한 눈병 분별법

두통을 수반한 안통은 한시바삐 안과에

눈병 가운데는 천천히 진행되는가 하면 일순간 방치해 둠으로써 실명하게 되는 위험한 것들이 있다.

급성녹내장은 갑작스런 안통, 두통, 구토로 시작해서 대부분의 경우 한쪽 눈에만 발생한다. 두통과 구역질이 갑자기 생기면 대개의 사람은 내과에서 진료를 받으려고 하는데, 안통이나 출혈, 시력저하가 수반될 때에는 안과에 가도록 한다. 조금만 경과하면 시력을 회복할 수도 없게 되니까 곧장 진료를 받는 것이 중요하다.

급격한 시력 저하가 어느쪽 눈 한쪽에만 생기는 병에는 망막박리 외에도 고혈압과 동맥경화, 당뇨병이 있는 사람에게 일어나기 쉬운 망막유리체출혈(網膜硝子體出血), 망막중심동맥폐색증(網膜中心動脈閉塞症) 등이 있다. 두통, 구토와 함께 양 눈에 시력 저하가 생기는 경우는 특발성포도막염을 의심해 볼 수 있다. 안구 뒷쪽에 있는 시신경에 염증이 생길 때에는 시력 저하가 양 눈에 일어나는 경우와 한쪽 눈에 일어나는 경우가 있다.

어딘가에 시야가 결핍된 곳은 없는가

시야가 결핍되어 있는가 어떤가도 눈병을 발견하는 중요한 수단이 된다. 병에 따라 시야가 결핍되는 방향에도 갖가지 특징이 있다. 만성 녹내장의 경우에는 코쪽에서부터 시야가 결핍되어오고, 망막박리의 경우는 망막의 벗겨진 부분에 대응하는 범위가, 중심성망막염의 경우는 중심이 결핍되어 온다.

또한 복시(複視)라고 해서 물체가 이중으로 보일 때에는 안구를 움직이는 뇌신경이 좁혀있는 부분이 많은 곳이다. 이와 같을 때에는 즉각 안과의사에게 가도록 한다.

벌레같은 것이 어른거린다든지, 반짝반짝 빛나는 것도

눈 앞에 검고, 작은 벌레 같은 것이 하늘거리게 보이는 상태를 비문증(飛蚊症)이라고 한다. 이 증상은 유리체가 탁해지기 때문에 나타난다. 탁해짐의 원인은 가지가지인데, 망막과 모양체의 병 때문에 일어나는 경우가 있으니까 안과의 검진을 받고 원인을 확인해 두어야 한다.

한편, 눈 앞에 반짝반짝 빛나는 것이 보이기 시작하는 증상을 광시증(光視症)이라고 한다. 광시증은 맥락막의 염증, 망막박리, 안내(眼內) 종양, 망막순환장애, 일과성허혈성뇌발작(TIA)일 때 등에 나타난다.

물질이 얇은 종이를 통해 보이는 것 같이 될 때에는 백내장, 자잘한 글자를 보기 어려울 때는 노안을 의심해 본다.

또 당뇨병이 장기간에 걸쳐지게 되면 당뇨성망막증이 될 위험도 있기 때문에 혈당치가 높은 사람은 정기적으로 안과 검진을 받도록 한다.

1 시력감퇴의 원인과 그 대책

굴절이상(屈折異常)

볼록렌즈의 역할을 하는 각막과 수정체

눈에는 볼록렌즈의 역할을 하는 곳이 두 군데 있다. 하나는 문자 그대로 렌즈 모양을 하고 있는 수정체, 또 하나는 그 앞에 있는 각막이다. 이 가운데 굴절력이 강한 것은 의외로 각막 쪽으로, 수정체에는 비할 바가 못된다. 수정체가 가지는 특징은 각막의 굴절력이 항상 일정한 것에 비해서 변환자재로 변할 수 있다는 점, 슬림이 된다든지, 부풀린다든지 해서 핀트를 세밀하게 맞추어준다.

수정체의 두께를 변화시키는 것은 모양체 안에 있는 모양근이다. 멀리에 있는 것을 볼 때는 이 모양근이 늘어난다. 그러면 수정체소체가 긴장하고 수정체가 잡아당겨져서 얇아진다. 가까이에 있는 것을 볼 때는 이와 반대로 모양근이 수축해서 수정체소체가 늘어나고, 수정체는 자체에 준비된 탄력성에 의해서 늘어나게 되는 것이다.

이와같이 물체에 핀트를 맞추어 망막에 올바른 상을 연결짓는 작용을 하는 것을 조절작용이라고 부르고, 멍멍한 상태(무조절상태)에서 무한대의 거리에 핀트를 맞추는 상태를 정시(正視)라고 말한다.

근시(近視)와 가성근시(假性近視)의 진정한 차이

모양근을 수축시킨다든지, 늘린다든지 하는 것은 자율신경의 활동이다. 수정체는 모양근을 매개로 해서 이 자율신경의 콘트롤하에 있으며, 하루에도 셀 수 없을 정도로 많이 두께를 바꾸어가고 있는 것이다.

그러나 수정체도 장시간 언제나 가까이에 있는 것만을 보게 되는 생활을 계속하고 있는 사이에 모양근의 긴장이 풀어지지 않게 되어 부풀은 그대로의 상태가 되어버리는 것이다.

이렇게 되면 근처에 있는 것은 핀트를 딱 맞힐 수가 있는데, 멀리에 있는 것을 보게 되면 어지러운 상태가 되어 잘 보이지 않는다. 이것이 근시이다.

자주 말해지는 가성(위성)근시란, 이 근시상태가 일시적인 것으로, 눈을 쉬게 한다든지 멀리의 것을 굽어본다든지 함으로써 모양근의 긴장이 느슨해져 원래로 돌아가는 상태인 것이다.

가성근시는 일반적으로는 가벼운 근시처럼 생각되어지지만, 정도가 가볍더라도 근시상태가 고정화되어 버린 것은 가성근시라고는 말하지

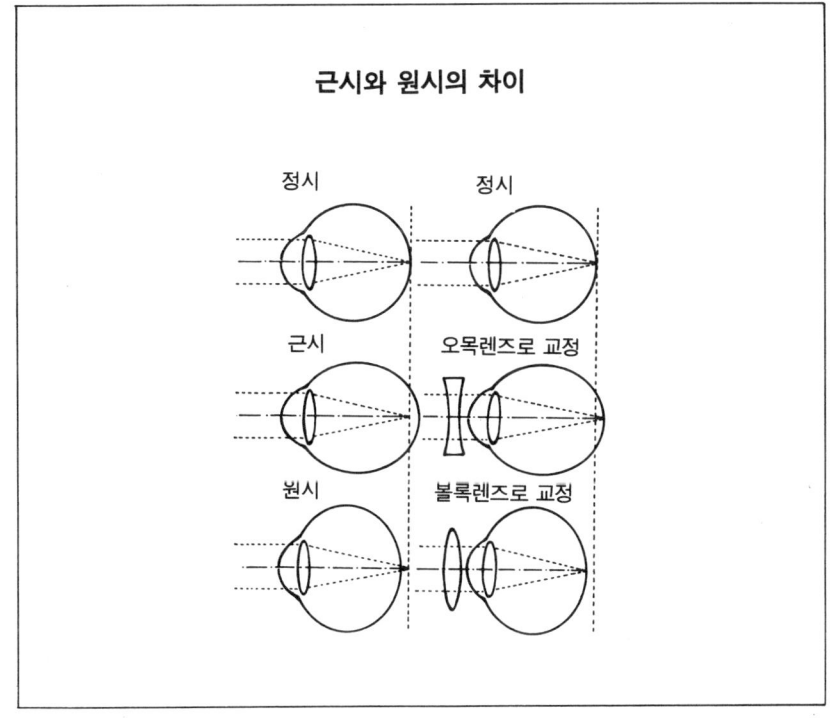

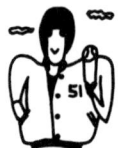

않는다. 모양근의 긴장을 느슨하게 하는 약을 넣고 나서 시력검사를 하면 멀리에 있는 것에도 핀트가 맞게끔 되기 때문에 가성근시인지 어떤지는 금방 알 수 있다.

근시에는 유전적인 소질이 있는 것도 있지만 대부분은 후천적인 것이다. 게다가 학생시절에 가까이에서 텔레비전을 너무 많이 본다든지 나쁜 자세로 책을 읽는다든지, 어두운 곳에서 공부를 한다든지 하는 등, 매일 사용방법이 나쁘기 때문에 발생하는 경우가 실로 많은 것이다.

독서와 공부 등을 한 뒤는 눈을 쉬게 한다든지, 멀리 있는 경치를 본다든지, 모양근의 긴장을 느슨하게 하는 안약을 사용한다든지, 3개월에 한번은 시력검사를 받는다든지 해서 가성근시일 때에 고치도록 해야 한다.

가성근시일 때 안경을 쓰면 근시상태가 고정화되어 버리는데, 근시가 되어버렸다면, 안경을 썼다고 해서 근시의 돗수가 진행되는 것은 아니다. 단지 고등학생 정도까지의 젊은 동안은 안경을 쓰거나 쓰지 않거나 돗수가 진행되는 경우가 많은 것이다.

중년부터의 난시는 확실한 검사가 필요

한편, 무조절 상태에서 망막 뒤에 상을 연결하는 상태를 원시라고 한다. 무한대의 물건을 볼 때에도 눈을 조절하지 않으면 안된다. 가까이의 것을 볼 때는 더 한층 강하게 조절할 필요가 있기 때문에 눈이 무척 피로하다.

젖먹이는 대개 원시로, 성장함에 따라 정시에 가까워지는데, 강한 원시가 양 눈에 있으면 조절성내사시(調節性內斜視)라고 불리우는 상태를 일으킬 위험이 있으므로 양쪽의 시력을 발달시키기 위해서 적당한 안경을 빨리 해주지 않으면 안된다.

원시 중에서도 가장 문제가 되는 것은 한쪽 눈의 원시의 도가 강한 경우이다. 빨리 알아차리고 안경을 쓰고, 시력을 발달시키는 훈련을 하지 않으면 약시(弱視)가 된다.

특히 중, 노년의 사람은 노안이 시작됨과 동시에 모양근의 긴장도 느슨해지고 원시가 생기는 사람이 적지 않다.

연령에서 말하면 노안에는 아직 적긴 하지만, 가까이에 있는 것이 아무래도 잘 보이지 않는다고 하는 사람은 원시인지 어떤지를 분명히 검진을 받도록 한다.

또 난시는 주로 각막에 비뚤어짐이 있기 때문에 눈 안에 들어온 상을 일점에 연결시킬 수가 없는 상태로, 근시와 원시를 복합해서 나타나는 경우가 많다.

선천적인 소질과, 발육과정에서 생긴 정난시는 안경으로 교정할 수 있지만, 각막에 생긴 병의 후유증으로 발생한 부정난시는 콘택트 렌즈로 교정하지 않으면 안된다.

중·노년에 많이 나타나는 난시는 도활시(각막의 수평방향의 굴절력이 강한 난시)로, 노안경을 낄 때에는 확실한 검진이 꼭 필요하다.

② 시력감퇴의 원인과 그 대책

노안(老眼)

40세를 지나면 뚝 떨어지는 조절력

다음 그래프를 보아 주기 바란다. 이것으로도 알 수 있듯이 눈의 조절력은 태어나면서 이런 식으로 일정한 것이 아니라 나이를 먹음에 따라 갑자기 뚝 떨어지게 되는 것이다.

45세 정도가 되면 2.5D 정도까지 떨어지고 40cm 정도 떨어지지 않으면 보이지 않게 된다.

왜 이렇게도 조절력이 떨어지는가 하면 노화에 의해 수정체와 모양근의 탄력이 소실되어 수정체가 두꺼운 채로 내버려져, 가까이의 물체에 핀트를 맞출 수가 없게 되어버리기 때문이다.

노안이란 이 조절력이 듣지 않는 상태를 가르켜 하는 말이다.

조명이 어둡다고 느끼면 주의

신문이나 책 등을 읽을 때, 가장 읽기 쉬운 거리라고 한다면 대개 25~30cm이다. 그렇기 때문에 40cm 정도까지 떨어지지 않으면 읽기 어려운 사람은 그 분량 만큼의 조절력을 다른 데에서 보충하지 않으면 안된다. 이 부족한 조절력을 끌어 올려주는 것이 다름 아닌 노안경(老眼鏡)의 역할이다.

30cm 정도 떨어져도 신문의 글자를 읽기 어렵고, 피곤해서 계속 읽기 어려우며, 방의 조명이 어둡다고 느꼈을 때는 노안의 예고이다. 단

지, 노안이 시작되는 무렵은 백내장 등 눈의 성인병도 많이 발생하기 쉬운 시기이기도 하기 때문에 안과의나 필요할 때에 안과의가 소개해 주는 안경점에서 검안을 하도록 한다.

눈을 감는다든지 크게 뜬다든지, 상하좌우로 움직이는 안구 체조 후에 행하든지, 눈이 피로한 후나 목욕을 할 때 행하도록 한다.

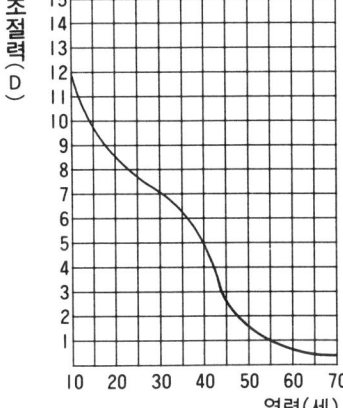

연령(세)	디오프타	근점거리 (약 cm)
10	12	8.3
15	10	10
20	8.5	11.8
25	7.5	13.3
30	7	14.3
35	6	16.7
40	4.5	22.2
45	2.5	40
50	1.5	66.7
55	1.0	100
60	0.5	200
65	0.25	400
70	0	

연령과 조절력의 관계(위 石原忍씨에 의한 것)와, 조절력과 가장 가까이까지 물체가 보이는 거리(근접거리)와의 관계(아래)

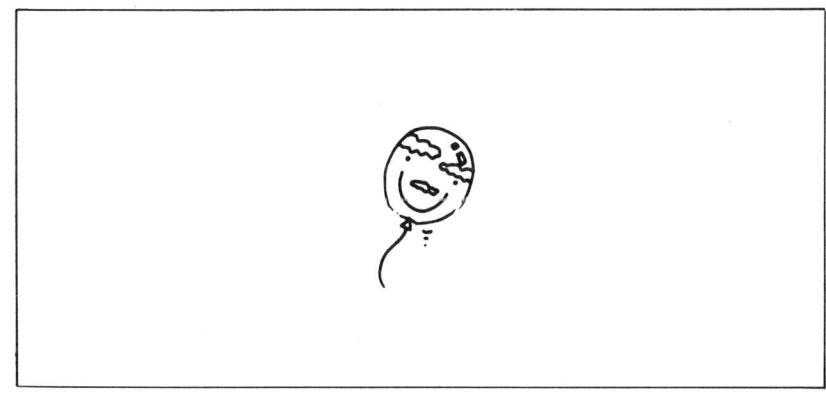

③ 시력감퇴의 원인과 그 대책

피로한 눈(眼精疲勞)

피로한 눈은 조명이나 자세가 원인이 된 경우도 많다

오랫동안 무거운 것을 들고 있으면 팔이 피곤하다. 장시간 계속 걷고 있으면 발도 피곤해진다. 이것과 마찬가지로 계속해서 텔레비전을 본다든지, 독서를 계속하면 눈이 피로해지기 시작한다.

이것이 안정피로로, 눈의 피로감과 동시에 물체를 계속해서 보는 것이 힘들어지고 눈이 시큼시큼하며 눈꺼풀이 무거워지는 등의 불쾌증상이 나타나는 경우가 많은 것이다. 눈꺼풀과 흰자위가 충혈된다든지, 눈물이 나온다든지, 빛이 눈부시게 느껴진다든지, 눈 안이 아프다든지 하는 경우도 있다.

코뼈 안쪽에서부터 눈 위, 앞머리 부분, 뒷머리 부분에서부터 목 뒤, 어깨 등의 근육이 긴장하고 무거워진다든지, 아프다든지 하는 경우도 적지 않다.

여기에 든 안정피로 증상은 누구라도 가끔씩 경험한 적이 있을 것이며, '눈이 피곤하다'는 말은 일상회화에서도 자주 사용되는 말이다. 그러나 눈은 일반적으로 상상하고 있는 만큼 피로해지기 쉬운 기관은 아니다.

몸상태도 좋고, 눈에 대한 환경도 좋으면 어느 정도 긴 시간 독서와 일을 계속했다 하더라도 눈이 극심하게 피로하다고 하는 일은 없기 때문이다.

그런데 어두컴컴한 곳이나 빛이 반사되어 부신다든지, 깜박깜박하는 조명 아래에서 혹은 누워서 책 읽기 등의 부자연스러운 자세를 취한다든지, 글자에 눈을 너무 가까이 댄다든지 해서 눈을 오랜시간 사용하면 안정피로를 일으키기 쉬워지는 것이다. 또한 수면부족과 전신 피로가 겹쳐지면 돌연히 발생하기 쉬운 것이다.

여러가지 병이 감춰져 있는 곳도 있다

그런데 지금까지 보아 온 것은 원인이 되는 병이 없는데도 눈이 피로하다고 하는 경우였는데, 개중에는 그 외에도 어떠한 병이 숨어 있기 때문에 눈의 피로가 생긴 경우도 있다.

눈을 피곤하게 하는 원인에는 어떤 것이 있을까. 먼저 생각되어지는 것이 결막염, 각막염, 녹내장의 초기 등 눈의 병이다. 근시, 원시, 난시, 노안 등의 굴절 이상과 조절장애가 있는 경우, 특히 노안 초기에는 눈이 피로해지기 쉬워진다.

돗수가 맞지 않은 안경을 사용하고 있을 때나, 안경이 얼굴에 맞지 않기 때문에 렌즈 중심으로 물체를 보지 못할 때에도 눈이 피로하다.

그 외에 저혈압과, 갱년기 장애 등 눈 이외의 병이 원인이 될 경우도 있으며, 신경병 증상의 하나로 눈이 피로해지기 쉬워지는 등 갖가지의 병이 안정피로의 원인이 된다.

어느 경우나 원인이 되는 장애가 없는 안정피로는 일시적인 현상으로, 눈을 휴식하면 낫게 된다. 휴양을 해도 낫지 않을 때는 안과의사·내과의사에게 상담을 해보도록 한다.

④ 시력감퇴의 원인과 그 대책

백내장(白內障)

얇은 종이를 통해서 보는 것 같은 느낌이면 이 병

백내장이란 수정체가 희게 탁해져가기 때문에 얇은 종이를 통해 보는 것과 같이 희미하게 보이는 병을 말한다. 흔히 '백내장'이라 부르는 것은 선천적인 소질과 임신 중에 모체가 풍진 등 감염증에 걸렸기 때문에 일어나는 선천성백내장(先天性白內障)이다. 후천적으로 일어나는 백내장에는 포도막염 등의 눈병과 같이 생기는 병발백내장(倂發白內障), 당뇨병과 함께 생기는 당뇨병성백내장, 눈에 발생한 상처로 인해 생기는 외상성백내장(外傷性白內障) 등 여러가지 종류가 있는데, 압도적으로 많은 것이 노화에 의한 노인성백내장이다.

백탁이 일어나는 장소에 따라 치료 시기가 다르다

노인성백내장(老人性白內障)은 어느 나라에서나 노인이 되면 생기는 눈병으로서 굉장히 많은 것인데, 특히 인도, 파키스탄, 남미 등에서 많이 나타난다. 그것은 수정체의 백탁(白濁)에 영양실조와 자외선이 관계하고 있기 때문이라고 생각되어진다.

그런데 노인성백내장의 치료가 필요해진 것은 대개 60세가 지나면서부터인데, 수정체의 백탁은 이미 40대에 시작되고 있는 것이다. 단지 진행 정도에는 개인차가 있고, 일찍부터 시력장애가 생긴 사람과 일생 부자유를 느끼지 않는 사람이 있다.

또, 수정체가 희게 흐려지는 장소에 따라서도 시력에의 영향이 달라진다. 다음 그림에서도 나타난 바와 같이, 빛의 통과가 방해받지 않는 피질의 구석이나 적도부(赤道部)라고 불리우는 장소에 백탁이 일어난 경우는 꽤 진전되기까지 시력에 부자유를 느끼지 않는다. 그런데 백탁이 수정체의 핵, 후낭(後囊)에 일어난다든지, 피질에 쐐기 모양으로 일어난다든지 할 때는 빛의 통과를 방해받기 때문에 빠른 시일 내에 치료가 필요하게 된다.

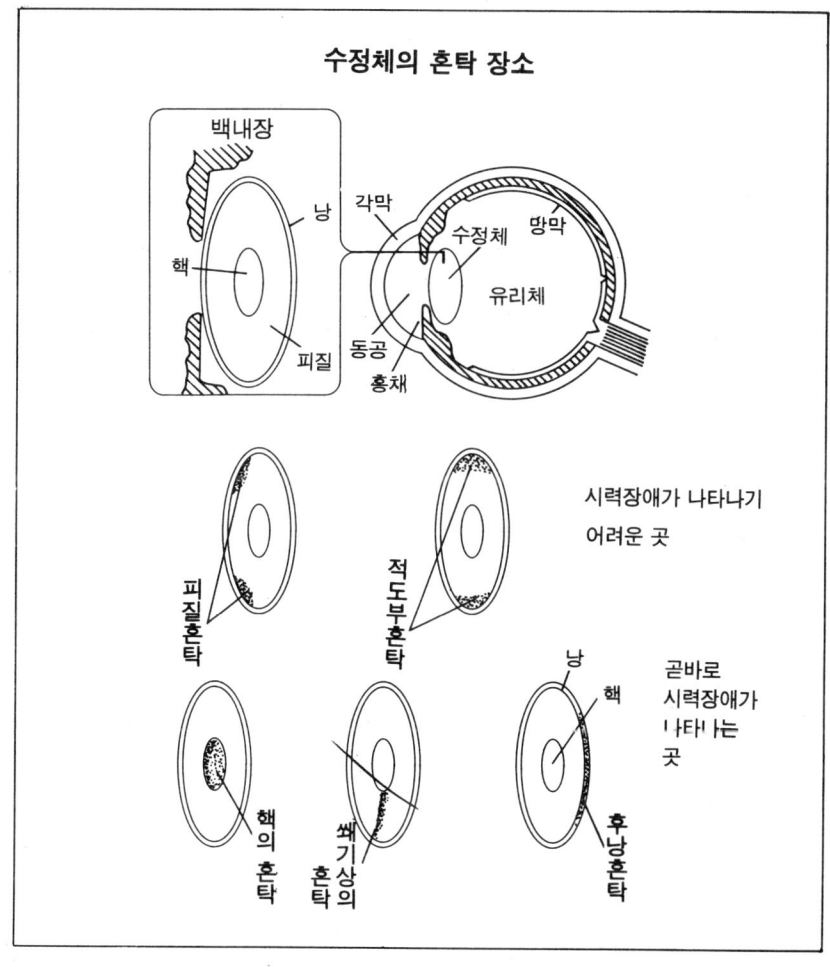

수술을 하면 간단히 치료된다

초기의 백내장의 치료에는 점안약을 사용할 수 있다. 그러나 진행을 어느 정도 늦추는 효과밖에 없고, 완전히 고치는 약은 현재로서는 개발되어 있지 않다. 치료에 가장 유효한 방법은 희게 탁해진 수정체를 제거하는 수술이다. 수술 방법에는 크게 나누어 수정체를 싸고 있는 주머니를 몽땅 들어내는 낭내적출술(囊內摘出術)과 전낭을 절개해서 수정체의 내용물만을 꺼내는 낭외적출술(囊外摘出術)이 있다.

낭내적출술은 지금까지는 나이를 먹어서 수정체의 핵이 딱딱해진 사람들에게 행해 왔었다. 한편 연령이 어려서 핵이 부드러운 경우는 수정체의 전낭을 파괴해서 눈의 안에 유액을 넣어 세정하면서 수정체의 알맹이만을 빨아내는 아스피레이션 일리게이션(aspiration irrigation) 이라고 하는 낭외적출술이 취해졌다. 수정체의 핵이 딱딱해져 있는 경우는 초음파라고 하는 아스피레이션 일리게이션을 조립하는 방법, 핵을 빼낸 뒤 아스피레이션 일리게이션으로 나머지를 빨아내는 계획적 낭외적출술이 취해졌다.

이들 중 어느 방법으로 수술할까는 환자의 연령, 증상, 인공수정체(안내(眼內) 렌즈)를 넣을 것인가 넣지 않을 것인가, 의사가 어느 방법을 취할 것인가 등으로 정해지게 될 것이다. 단, 어느 방법으로든지 기술이 확실한 의사라면 출혈량도 적고 고통도 없이 40분 정도의 시간이면 끝낼 수 있다.

수술 후의 안정도 길면 하룻밤 정도로 통원하면서 치료를 받으면 된다.

또, 수술을 하는 시기는 그 사람의 생활에 지장을 가져오지 않을 때를 생각하면 좋을 것이다.

수술 후는 콘텍트, 인공수정체를 이용한다

수술 후는 수정체를 대신하는 것으로 안경을 쓰는데, 최근에는 콘택트 렌즈나 인공수정체가 보급되게 되었다. 콘택트 렌즈의 경우, 예전에는 매일 갈아끼우지 않으면 안되었지만, 요즘에는 2주일이나 한 달을 낀 채로 있을 수 있는 방법도 개발되어 있다. 인공수정체는 수술 중에 홍채의 앞이나 뒤에 플라스틱 렌즈를 묻어넣는 것이다. 수정체 대신에 무엇을 이용할 것인가는 수술 전에 담당의사와 잘 상의하도록 한다.

또하나 말을 하자면 한쪽 눈만 잘 보일 때에는 인공수정체나 콘택트 렌즈를, 양 눈이 모두 수술을 하지 않으면 안될 때에는 안경이나 콘택트 렌즈를 하지 않으면 안된다.

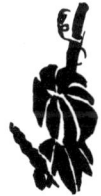

⑤ 시력감퇴의 원인과 그 대책

녹내장(綠內障)

'눈의 혈액' 방수의 흐름이 나빠진다

안구 속에는 방수라고 불리우는 투명한 액체가 항상 흐르고 있다. 방수는 모양체에서 분비되어 먼저 홍채와 수정체 사이에 있는 후방(후안방)이라고 하는 좁은 공간으로 나간다. 여기에서 수정체에 산소와 영양분을 보급하고 노폐물을 받아서 각막과 홍채 사이에 있는 전방(전안방)으로 흘러간다.

여기에서는 각막에 산소와 영양을 보급하고 또한 노폐물을 받아내어 전방의 구석에 있는 우각(전방우각)에서 안구 밖으로 흘러낸다.

모양체에서 분비된 방수량과 우각에서 흘러가는 양은 일정하며, 안구 내부의 압력(안압)도 14~20mmHg에 다달아 있는 것이 보통이다. 그런데, 어떠한 것이 원인이 되어 우각에서 밖으로 흘러나가는 방수의 양이 적어지는 경우가 있다. 그러면 방수가 안구 안쪽에 머물러 버리기 때문에 안압이 상승한다.

이렇게 해서 안압이 상승하기 때문에 시력저하나 시야가 결핍된다든지 하는 병을 녹내장이라고 한다.

처음에는 눈의 피로나 노안이라고 착각하기 쉽다

녹내장에는 태어나면서부터 안압이 높은 선천성녹내장, 다른 눈병이나 약제의 투여 등으로 발생한 속발성녹내장(續發性綠內障), 원인

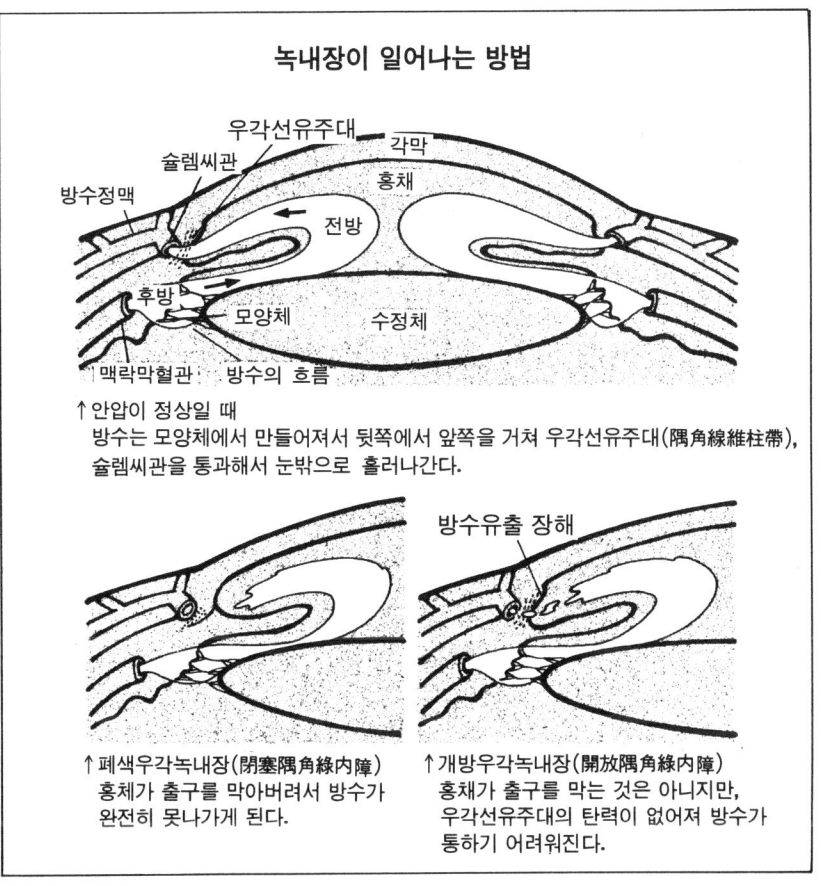

불명의 원발성녹내장(原發性綠內障)이 있다.

또한, 속발성녹내장과 원발성녹내장에는 각각 우각의 상태에 따라 폐색우각녹내장과 개방우각(광우각)녹내장이 있다.

폐색우각녹내장(閉塞隅角綠內障)은 방수의 출구가 홍채에 의해 완전히 가려져 발생하고, 갑자기 안압의 상승이 일어나기 때문에 급성형이라고도 불리운다. 개방우각녹내장(開放隅角綠內障)은 방수 출구가 막히지 않은 것, 출구에 있는 우각선유주대라고 하는 여과장치와 그 앞에 있는 슐렘씨관이라고 하는 관장의 기관이 탄력을 잃어서 방수가 흐르기 어려워져 생긴다. 서서히 일어나기 때문에 이 타입의 녹내장은 만성형이라고 불리우고 있다.

급성녹내장의 경우에는 돌연 두통과 구토를 수반한 눈병이 엄습하고, 시력저하와 충혈도 일어나며, 하루만에 시력을 잃게 되는 일은 드물지 않다.

한편 만성형의 경우, 맨처음은 눈이 피로하고, 눈이 침침하며, 머리가 무겁다든가 아픈 등 안정피로와 노안의 초기와 비슷한 상태가 된다. 전등 주위에 모기와 같은 고리가 보이는 경우도 있으며 자각증상이 없는 경우도 있다. 시야(視野)가 주위, 특히 코쪽에서부터 결핍되기 시작하여 시력도 현저하게 저하되고, 실명에 이르게 된다.

이러한 만성형 증상은 녹내장의 급성발작 전에 예고로서 나타나는 경우도 있다.

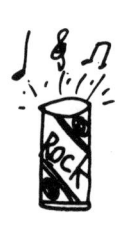

40세를 지나면 1년에 2번 안압을 측정하도록 한다

녹내장이라고 진단되면, 안과의사의 지시하에 점안약과 내복약으로 안압을 저하시키는 치료가 시작되는데, 약으로 내려가지 않을 경우에는 방수의 출구를 넓힌다든지, 새로이 출구를 만드는 등의 수술을 행한다.

그러나 녹내장 수술은 백내장의 경우와는 달리 그것에 의해 시력을 회복시킬 수 없는 경우가 있다. 악화를 막는 정도의 기대밖에 할 수 없기 때문에 현저한 시력저하나 시야의 결손이 일어나기 전에 치료하는 것이 바람직하다.

녹내장은 40세경부터 늘어나는데, 선천적인 소질이 관계하는 것도 사실이다.

소질을 가진 사람이 발생하기 쉬운 환경에서 생활할 때에 녹내장이 발병한다고까지 한다. 혈연자(血緣者)에게 녹내장 환자가 있다는 것을 주의하지 않으면 안된다.

안압을 상승시키는 유인으로서는 암실과 추운 곳에서 장시간 있는 것, 심신의 과로와 긴장, 목의 압박, 공복시의 지나친 수분 흡수, 커피나 녹차 등을 너무 많이 마시는 것 등을 들 수 있다.

이들의 유인을 피함과 동시에 40세를 지나면 안과의사에게 1년에 2번은 안압 측정을 받는 것이 녹내장을 예방하는 철칙이다.

또한 원래 녹내장의 소인이 있는 사람은 전문의와 상담해서 다른 정밀검사를 받도록 한다.

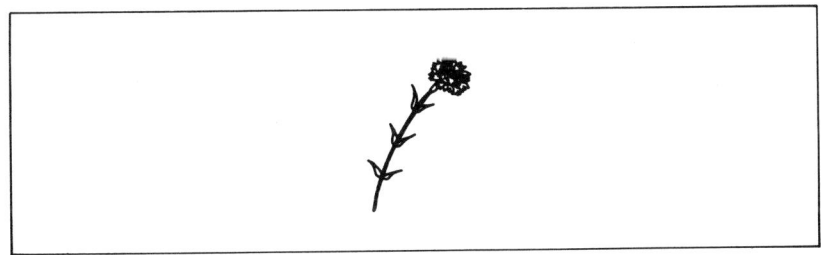

6 시력감퇴의 원인과 그 대책

유리체 혼탁(비문증)

유리체가 탁해지면 눈 앞에 검은 것이 팔랑거리기 시작한다

유리체는 그 대부분이 수분으로 되어 있다. 단지, 이 수분은 방수와는 달리 흐르고 있는 것이 아니다. 하알론산과 콜라겐 등의 섬유성분 속에 포함되어 고정되어 있다. 게다가 이들 섬유는 투명하기 때문에 동공에서 들어가서 수정체를 통과할 수가 없다.

유리체 혼탁에는 시력 등에는 전혀 영향이 없는 생리적인 것과, 안구 속의 염증과 출혈 탓으로 생기는 병적인 것이 있다.

또 나이를 먹음에 따라 이 유리체도 탁해지는 경우가 있다. 이 탁함 때문에 비문증이라고 하는 작은 모기 같은 검은 것이 눈앞에 어른거려 보이는 증상이 일어난다.

이 외에도 유리체가 노화하면 젤리 상태였던 것이 일부분 녹아서 유리체 밖으로 나간다든지, 유리체 단백질이 변화한다고 생각되어지고 있다. 유리체 혼탁은 이와 같은 때에 일어날 수 있는데, 또한 유리체가 퇴축(退縮)해서 유리체와 망막 사이에 틈(유리체박리)이 생기면 역시 비문증이 일어난다.

또한 섬유가 일정한 장소에 모여버리고 그 부분이 두꺼워져서 그림자가 된 경우도 있다.

번개같은 빛이 보이면 그 예고

유리체 혼탁의 대부분은 생리적 현상의 하나이기 때문에 특별히 치료를 할 필요는 없다. 그러나 포도막염과 고혈압, 당뇨병의 출혈 등 눈병 때문에 탁함이 생겼다든지, 유리체가 박리해 갈 때, 망막의 혈관까지가 파괴되어 출혈하고 탁해지는 경우도 있다. 출혈량이 많으면 눈앞에 종이를 씌운 것처럼 희미해진다.

또 유리체가 떨어져 나갈 때 망막이 잡아당겨지는 경우가 있는데, 이때 망막에 변성이 생겨나서 약한 부분이 있으면 거기에 구멍이 생겨나 버리는 것이다.

그러면 이 구멍으로부터 유리체액이 흘러나와 망막의 뒷부분으로 흘러들어간다. 이것이 망막박리이다.

망막에는 아픔을 느끼는 신경이 없기 때문에 구멍이 나 있더라도 광선과 같이 보인다든지, 번개 모양의 것이 보이게 되는 경우가 있다. 이것을 광시증이라고 하고, 비문증과 함께 유리체박리와 망막박리의 예고로써 자주 일어나는 증상이다.

포도막염과 망막박리 등이 있는 경우는 방치하면 시력저하가 일어나고, 실명해 버린다. 광시증과 비문증이 일어날 때는 될 수 있으면 빨리 안과의사에게 진단을 받아 원인을 확인해 두어야 한다.

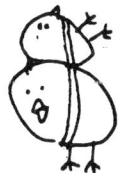

7 시력감퇴의 원인과 그 대책

망막박리(網膜剝離)

최근 늘어난 눈의 성인병

　망막이란 빛을 캐치해서 빛의 상을 연결시키는 카메라의 필름에 상당하는 부분이다. 망막상에 연결된 상은 시신경에 의해 뇌까지 전달된다. 눈에서 가장 중요한 조직인 망막은 0.1~0.2mm 정도의 얇은 막임에도 불구하고 망막색소상피(網膜色素上皮)와 망막의 2종류의 막으로 되어있으며, 이 망막이 또한 9개의 층으로 나뉘어져 있다.
　망막박리란 정확히 말해서, 이 망막색소상피가 망막으로부터 떨어져 나오는 병을 말한다.
　망막박리는 선천성 이상에 의해서 일어나는 경우도 있지만, 대부분은 후천적으로 일어나는 타입이다. 나이를 먹음에 따라 많아지는 눈 성인병의 하나로, 최근에 늘고 있는 추세이다.

검은 것이 어른어른한다든지, 빛이 보이면 즉시 검진

　후천적으로 생기는 망막박리는 포도막염, 종양 등과 함께 일어나는 증후성 망막박리와 망막에 뚫어진 구멍으로부터 유리체액이 흘러나와서 생기는 열공원성(裂孔原性;특발성) 망막박리가 있다. 일반적으로 망막박리라고 할 때는 열공원성 망막박리를 가리킨다.
　이 타입의 망막박리에서 특히 노화에 관계가 있는 것은 유리체 박리로 진행되어 일어나는 경우이다. 유리체는 정상일 때는 젤리상태의 공모양을 하고 있고, 망막을 쿠숀과 같이 뒤에서 떠받쳐서 망막의 안정에 기여하고 있다.

그런데 유리체가 노화에 의해 퇴축해서 망막에서부터 떨어지면 유리체 자신이 안구의 활동에 따라 움직이게 된다.

결국, 유리체박리가 일어나면 유리체가 안구의 활동에 이끌리어 움직이면서 망막을 끌어당기는 것이 되는 것이다.

망막의 어딘가에 약한 부분이 있으면 끌어당겨진 곳에 구멍이 생기고, 망막의 혈관이 끊어져 출혈하게 된다. 이때, 출혈 때문에 비문증이

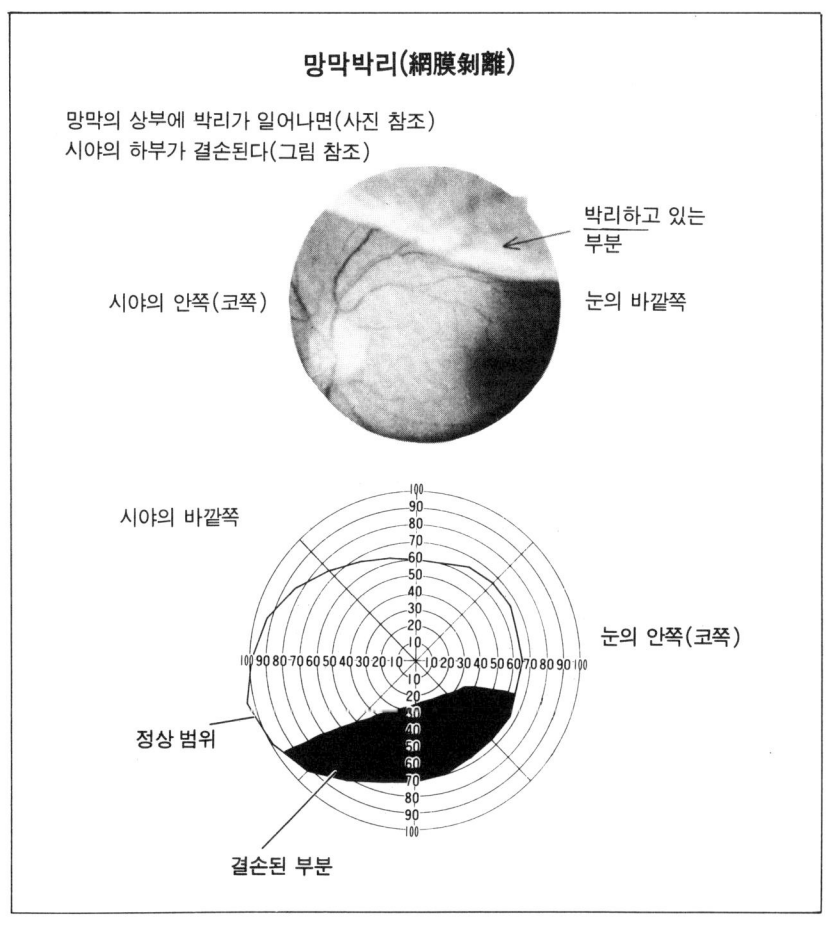

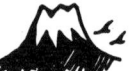

일어나고 망막이 당겨질 때마다 광시증이 생겨난다.

그런데 근시가 심한 사람은 그렇지 않은 사람에 비해서 일찍부터 유리체에 변성이 생기기 쉽고, 망막박리에 걸리기 쉬운 것이다. 눈에 물건을 강하게 부딪힌 것이 원인이 되어 망막박리가 되는 경우도 있다.

또, 이전에는 백내장 수술 후에 망막박리를 일으키는 경우가 많았었는데, 수정체를 감싸고 있는 포장지인 주머니 속에 후낭(後囊)을 남기는 계획적낭외적출술이 행해지게 된 이후에는 수술 후에 망막박리가 훨씬 줄어들게 되었다.

시야는 아래에서부터 결손되어 가는 경우가 많다

망막박리에서 가장 특징적인 증상은 시야가 결핍되어 가는 것이다. 박리를 일으키는 경우에는 빛의 상을 연결시킬 수가 없기 때문에 그 장소가 암막에 가려진 것처럼 검어져 버리는 것이다.

박리는 윗쪽부터 일어나는 경우가 많은데, 그 경우 시야는 아래쪽서부터 결핍되어간다. 그것은 망막에는 실물과는 반대로 상이 비추어지기 때문이다.

망막의 윗쪽에 파열공이 있는 박리는 시작되고 나서 1~2일 사이에 시야의 중간 정도까지 결손이 진행되어 시력도 급속히 저하해 버린다. 비문증과 광시증이 일어난 단계에서 진료를 받는 것이 바람직하겠지만, 만약 이미 시야가 결손되기 시작했다면 곧바로 치료를 받지 않으면 안된다.

  시야의 결손은 한쪽 눈을 감아보면 금방 알 수 있다. 또 눈을 움직이면 박리가 급속히 넓어지기 때문에 병원에 가기까지의 사이는 양쪽 눈에 안대를 하고 눈과 전신의 안정을 기하지 않으면 안된다. 그 경우, 박리가 있는 부분이 아래가 되도록 자세를 취하면 박리의 진행을 늦추게 할 수 있다. 결국 시야의 결손이 아래에 있는 경우는 그대로 누워서 머리를 낮게 하고, 위에 있는 경우는 앉아서 안정을 취한다. 시야의 결손이 오른쪽에 있는 경우는 얼굴의 왼쪽을 아래로, 왼쪽에 있을 때는 오른쪽을 아래로 내린다.

비약적으로 좋아진 망막박리의 치료율

  망막에 구멍은 뚫어져 있지만 박리에까지는 아직 진행되지 않은 경우라면, 광응고법(光凝固法)으로 치료한다. 광응고법이란 강력한 광선을 비추어 구멍의 주위를 굳혀서 구멍을 막는 방법으로, 최근에는 레이저광선이 사용되고 있다. 냉동응고법(冷凍凝固法)이란 냉동장치를 사용하여 주변을 냉동해서 구멍을 막는 방법이다.

  유리체에도 이상이 있어 박리가 일어나버린 경우는 이전은 치료가 어려웠지만, 최근 개발된 유리체수술에 의해 꽤 치료가 되게 되었기 때문에 즉각 치료를 받아야 한다.

⑧ 시력감퇴의 원인과 그 대책

그 밖의 망막의 병

실명하는 경우가 많은 '당뇨병성 망막증'

오랫동안 당뇨병을 앓으면서 망막의 가느다란 혈관(세소혈관)에 순환장애를 일으킨 상태를 당뇨병성 망막증이라고 한다.

당뇨병성 망막증은 단순성(비증식성)망막증과 증식성망막증으로 대별된다. 단순성망막증은 진행이 늦고 실명하는 경우가 거의 없지만 증식성망막증은 실명할 가능성이 높은 위험한 병이다.

증식성망막증의 경우에는 결합조직이라고 불리우는 세포와 세포를 연결하는 접착제와 같은 역할을 담당하는 조직을 수반한 혈관이 새롭게 생겨나기 시작해서(신생혈관) 그것이 점점 늘어간다. 이 혈관은 원래 약해서 망막 출혈을 반복해서 거듭하고 있는 사이에 유리체 안에까지 들어와서 유리체 출혈과 망막박리의 원인이 된다.

최근에는 유리체 수술에 의해서 출혈이 일어난 유리체를 제거하고 광응고법으로 망막에 생겨난 신생혈관과 출혈부분을 응고하는 등 치료기술이 진전되어 시력이 개선되는 경우도 많아졌다.

그러나 진행하면 치료가 어려워지므로 재빨리 발견해서 조속히 치료하는 것이 중요하다.

당뇨병성 망막증은 혈당치를 콘트롤하고 있어도 일어나는데, 콘트롤되고 있다면 가볍게 끝날 수 있다. 나이가 젊을수록 일어나는 것이 빠르고 진행도 빠른 것이다. 70세 정도가 되면 그다지 진행하지 않게 되기 때문에 그때까지는 혈당치를 잘 콘트롤하고, 정기적으로 안과검진을 받아 빨리 치료가 가능하도록 한다.

정맥이 막혀서 출혈하는 '망막정맥폐색증'

한편 망막의 정맥에 혈전(피의 덩어리)이 막혀서 혈액을 막기 때문에 갈 곳이 없어진 혈액이 출혈해 버리는 병이 망막정맥폐색증이다. 혈전과 출혈 때문에 망막 속에 혈액이 흐르지 않는 부분이 생겨 거기에 새로운 혈관이 생기는데, 이 혈관은 약해서 장래에 대출혈을 일으키게 된다. 이와 같은 때는 광응고법으로 새로운 혈관이 생겨나지 않도록 치료한다.

동맥의 혈행이 두절되는 '망막동맥폐색증'

동맥경화 등으로 망막의 동맥의 혈류가 멈춰버려서 거기서부터 산소나 영양이 가지 않게 되는 병이다. 혈류가 수시간에 걸쳐서 완전히 끊겨버리면 시력회복이 어려워지게 된다. 급속히 시력이 저하되면 곧바로 안과의사에게 진찰을 받도록 한다.

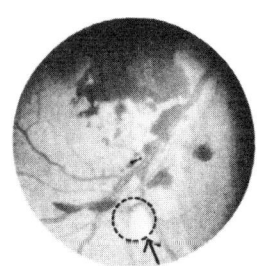

당뇨병성 망막증(증식형)

상부를 중심으로 검게 보이는 것은 출혈 부분, 아래쪽의 흰 부분(화살표)은 모세혈관이 혈관장애를 일으킨 부분

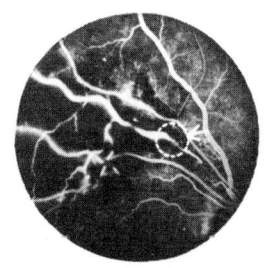

정맥폐색증의 형광안저사진

화살표로 가리킨 오른쪽 부문이 혈관폐색을 일으킨 곳, 왼쪽의 반 정도 검게 된 부분이 많이 보이는 것은 출혈된 부분

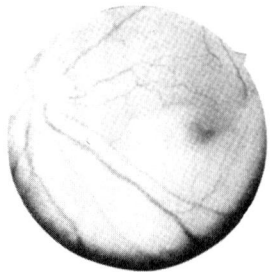 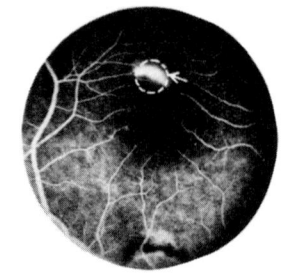

동맥폐색증 — 하반부에만 안저가 희어져 있는데, 이것은 동맥폐색 때문에 빈혈현상이 일어났기 때문

중심성망막증의 형광안저사진 — 형광색소를 넣어서 안저사진을 촬영하면, 병변부(病變部)에 형광색소가 샌다 (화살표로 표시한 부분)

망막의 중심부가 떨어져나가는 '중심성망막증'

 망막은 빛을 캐치해서 상을 연결시키는 고감도 필름과 같은 것이다. 그러나 망막이라고 해서 어디라도 샤프하게 상을 비추어낼 수 있는 것은 아니다. 가장 감도가 좋은 것은 망막의 중심부로, 여기는 다른 곳에 비해서 황색이 나는 것처럼 보여서 황반부라고 불리고 있다.

 시력은 이 황반부가 가장 좋고 주변으로 감에 따라 급격히 내려간다.

 고감도를 자랑하는 이 황반부의 망막 아래에 액체(혈액성분)가 흘러들어가 둥글게 퍼져서 사물을 보는 데에 갖가지의 장애가 나타나는 것이 중심성망막증이다.

 원인은 확실치 않은데, 망막색소상피의 변성에 의한 것이 아닌가하고 생각되어진다.

 20대에서 50대에 걸쳐서 발병하는 경우가 많고, 특히 40세 전후에 많이 발생하는 병이다.

 과로, 수면부족, 스트레스 등으로 발병하기 쉽고 시야의 중심이 어두워 보인다든지, 보려고 하는 것이 작아 보인다든지(소시증), 구부러져 보인다든지(변시증), 시력저하도 일어난다.

형광색소를 정맥주사하면서 안저(眼氏)사진을 찍어서 형광색소가 망막 아래에 새고 있는 부분을 관찰한다.

치료로서는 형광색소가 새고 있는 부분이 황반부 보다 떨어져 있는 경우는 광응고법, 그러니까 레이저 등의 광선을 비추어 그 부분을 굳혀 버릴 수도 있다.

또 순환촉진제나 혈관 강화제 등을 투여할 수도 있다. 광응고법을 행하면 비교적 빨리 치료할 수 있는데, 완전히 치료하기까지는 반 년 이상이나 걸리게 된다.

실명하는 경우는 없지만 재발하기 쉽고, 한쪽 눈에만 일어나는 것이 보통이다. 재발이 반복되는 사이에 소시증, 변시증이 남아서 시력 저하가 일어난다.

망막에 구멍이 뚫리는 '황반원공(黃斑円孔)'

망막에 구멍이 생기면 박리의 원인이 되기 쉬운데, 특히 황반부에 구멍이 생겨나는 것을 황반(부) 원공(열공)이라고 부르고 있다.

황반원공

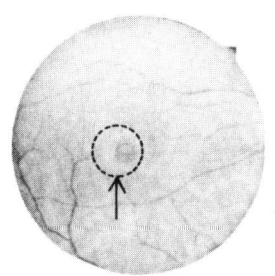

한가운데 검게 보이는 곳이 구멍이 난 곳, 그 주위가 희게 보이는 것은 망막박리를 일으키고 있기 때문

노인성 황반부변성증의 형광안저사진

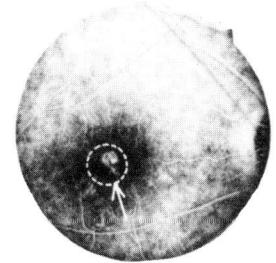

형광색소를 넣어서 안저사진을 촬영하면 변성을 일으킨 부분은 형광색소가 샌다 (화살표로 표시한 부분)

황반원공은 망막 가운데 강도가 좋은 부분에서 일어나기 때문에 설령 박리를 하지 않더라도 고도의 시력장애가 일어난다.

황반원공에 망막박리를 동반할 경우는 원공의 주위를 레이저 광선으로 태우는 경우도 있고, 통상적으로 망막박리 수술을 할 경우도 있다.

60세 이상에 많이 발생하는 '노인성 황반부변성증'

노화에 따라 망막 황반부에 변성이 일어나기 때문에 시야의 중심이 어둡게 보이고, 보려고 하는 물체가 작아 보인다든지, 구부러져 보이는 등 중심성망막증과 거의 비슷한 자각증상이 일어나는 병이 이 노인성 황반부변성증이다.

노인성 황반부변성증 가운데에는 우성유전이 관계하고 맥락막모세혈관이 수축하는 것과 신생혈관이 생겨서 출혈이 일어나 원반상태의 돌기가 생기는 것, 망막의 색소 이상과 조직의 작은 수축이 일어나는 등 여러가지 타입이 있다.

최근 늘어난 눈병의 하나로, 40대라도 일어나는 경우가 있는데 60세 이상에 많이 나타난다. 레이저광선에 의한 광응고법으로 치료하는데, 타입에 따라서는 또 한쪽의 눈에도 변성이 일어날 확률이 높기 때문에 좋은 쪽의 눈도 정기적으로 검사해서 빨리 치료받도록 한다.

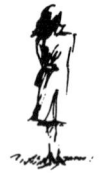

1 병원에서는 이렇게 치료한다

최신 검사법

눈은 복잡한 조직을 하고 있는 데다가 급한 치료를 요하는 병이 적지 않다.

병에 따라서는 검사방법도 달라지는데 안과에서는 주로 다음과 같은 검사가 행해지고 있다.

문진(問診) ― 환자의 호소는 병을 아는 중요한 수단

어떠한 검사가 필요한가를 정하는데는 환자의 자각증상이 중요한 수단이 된다.

또한 눈병에는 전신의 병과 유전과 관여된 케이스가 의외로 많기 때문에 내장의 병의 경력이나 가족의 병의 경력 등도 중요하다. 병을 정확히 진단하려고 환자의 입에서 대답하도록 하는 이런 질문법을 문진이라고 말한다.

문진에서는 현재의 자각증상 뿐만 아니라 병의 시작과 경과, 과거에 걸린 적이 있는 눈병, 전신상태, 알레르기의 유무, 연령, 직업, 가족의 병과 체질 등에 대해서도 묻는다.

시력검사 ― 눈의 검사는 여기에서 시작된다

안구의 대부분의 병에는 시력장애가 수반된다. 그래서 문진에 이어서 행해지는 대부분의 것이 시력검사이다.

검사는 먼저 시력표를 사용해서 렌즈를 끼지 않고서 시력을 조사하는 것에서부터 시작한다. 먼곳이 보이지 않고 가까워도 보이지 않고 상이 겹쳐 보이는 듯한 증상이 나타나면 안경과 콘택트렌즈를 끼고 교정시력을 조사한다. 안경을 쓸 경우에는 그 외에도 굴절 이상을 타각적으로 조사하는 검영법(檢影法)에서 시작해서 자각적 검사에 의해 교정렌즈를 선택해서 동공거리를 측정, 시험렌즈의 착용 테스트를 행하고 처방이 주어진다.

외안부(外眼部)검사 — 육안에서 직접 관찰한다

안검(眼瞼)의 피부, 속눈썹의 생육상태, 안검하수(眼瞼下垂), 안구의 운동, 안구의 위치, 눈곱, 결막이 벗겨지거나 충혈, 각막의 형태·크기·혼탁, 동공의 반응 등을 육안으로 조사한다.

결막의 충혈, 눈곱과 귀 앞의 임파선에서 유행성결막염(流行性結膜炎)을 발견할 수 있는 등 육안에서의 관찰로 진단을 내리는 눈병도 있다. 또한 자세하게 속눈썹, 결막, 각막, 홍채 등의 이상을 조사하기 위해서 세극등현미경(細隙灯顯微鏡;슬리트 램프)를 사용해서 관찰한다.

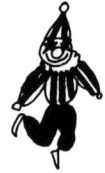

시야(視野)의 검사 — 녹내장과 망막박리 발견에 쓰인다

시야란 안구의 방향을 일정하게 할 때 보이는 범위를 말한다. 시야계(視野計)를 사용해서 검진하는데, 보이고 보이지 않는 반사를 환자가 구두로 전한다든지 버저로 전한다.

시야는 망막의 병뿐만 아니라 녹내장, 시신경 병, 뇌종양의 시신경에의 영향을 아는데 굉장히 중요한 검사이다. 특히, 만성녹내장에서는 코쪽에서부터 시야가 결핍되어 가는 것이 진단의 수단이 되고 있으며, 망막박리의 경우에는 시야의 결핍 방향이 어느 만큼 진행되는가가 시력회복을 예측하는데 중요한 의미를 갖게 된다.

그 외에 중심성망막증, 망막정맥폐색증, 망막동맥폐색증 등의 눈병, 신경과와 뇌외과의 병에도 시야에 변화가 일어나는 수가 있다.

안압측정 — 녹내장 발견을 위해 꼭 필요

안압이란 안구 내의 압력이란 말로, 안압계를 사용해서 측정한다.

정상 안압은 14~20mmHg, 8mmHg 이하가 저안압, 24mmHg 이상이 고안압(녹내장)으로 생각할 수 있다.

안압이 낮을 때는 모양체염과 망막박리 등을 의심해 본다.

안압은 하루 중의 시간대, 몸의 상태, 조명 등 갖가지 조건에서 변동한다.

올바른 안압을 알려면 조건을 바꾸어 몇 번이고 측정하는 것이 필요하고, 부모나 형제 자매 등에 녹내장 환자가 있는 사람은 정기적으로 검진을 받을 필요가 있다.

안저검사 — 동맥경화 등 전신의 혈관 상태를 알 수 있다

안구 내의 망막이 있는 부분을 안저라고 말하고, 갖가지의 검안경을 사용해서 안저를 조사하는 것이 안저검사이다.

안저검사에는 세부를 확대해서 볼 수 있는 직상검사(直像檢查), 확대율은 낮지만 넓은 범위를 관찰할 수 있는 도상검사(倒像檢查), 유리체 후부나 망막의 모양을 상세히 관찰하는 세극등현미경검사, 유리체와 같은 빛을 통과시키는 것을 검사하는 철조법(徹照法) 등이 있다. 안저 카메라를 사용해서 안저사진을 촬영할 수도 있다. 또한 경우에 따라서는 입체촬영, 확대촬영, 형광제를 사용해서 망맥결막혈관의 순환상태와 혈관의 형태변화를 조사할 수도 있는 형광안저촬영 등 여러 가지 특수촬영을 행할 수도 있다.

검안경으로 안저를 들여다보면서 안저혈압을 측정할 수도 있다.

이와 같은 안저검사는 망막, 유리체, 시신경 병을 조사할 뿐만 아니라 고혈압과 동맥경화, 전신의 혈관 상태를 측정하는 수단이 되기도 한다.

초음파검사 — 검안경으로는 검사할 수 없을 때에 위력

인간의 귀에는 들을 수 없는 높은 주파수를 가진 음을 이용해서 눈 안의 상태를 텔레비전 영상과 같이 비추어내는 검사를 초음파 검사라고 한다.

각막, 유리체의 혼탁이나 녹내장이 심해서 검안경으로는 유리체와 망막의 상태를 알 수 없을 때 필요한 검사이다.

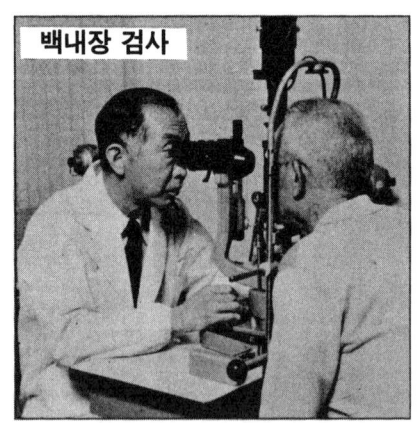

② 병원에서는 이렇게 치료한다

시력 감퇴의 치료는
여기까지 진보했다

　녹내장의 치료약 발견, 백내장과 망막박리 수술 등 최근 안과치료는 비약적으로 발달했다. 그 결과, 10년 전에는 실명을 피할 수 없었던 병이 많았지만 치료할 수 있게 된 것이다. 여기에서는 이러한 최근의 치료법을 중심으로 현재 안과에서 행해지고 있는 치료법에 대해서 설명해 가도록 한다.

피로칼핀 오큐사이트 ─ 점안약의 새로운 사용법
　피로칼핀이라고 하는 종래에서부터 있던 녹내장용 점안치료약을 합성고분자막으로 감싼 것으로 눈에 착용한 채로 사용한다. 피로칼핀에는 점안하면 동공이 작아지고, 눈에 들어간 빛의 양이 적어지기 때문에 어둡게 느낀다든지 일시적으로 근시가 일어난다든지 하는 등 부작용이 있다.
　그러나 전방우각이 넓어진다든지 방수의 유출이 좋아지는 등의 작용이 있기 때문에, 이전부터 안압강하제로서 널리 사용되어지고 있다.
　단지 하루에 몇 번이나 점안해서는 안되며, 약의 농도를 일정하게 유지하는 것이 어렵다고 하는 결점도 있다. 이 결점을 개선할 목적으로 만들어진 것이 피로칼핀 오큐사이트이다. 이것으로 지속적인 약효를 기대할 수 있게 되었다.

β차단제 — 녹내장의 새로운 점안약

β차단제는 고혈압 등의 내복약으로서도 알려져 있는데, 방수가 나오는 것을 억제하는 작용도 있는 새로운 점안약이다.

종래의 녹내장 점안약에 비해서 효과가 높고 지속 시간이 길며 부작용도 적은 약이다.

지금까지는 수술이 필요했던 케이스라도 이 약 덕분에 진행을 억제할 가능성이 높아진 것이다.

레이저 수술 — 안구를 자르지 않고 녹내장을 치료한다

레이저 광선을 이용한 치료가 최근 일부 안과에서 시도되고 있는데, 레이저 광선은 지금까지도 이미 갖가지 분야에서 이용되고 있다. 녹내장 수술도 그 하나로, 레이저 광선을 이용함으로써 안구를 자르지 않고 행할 수 있게 되었다. 레이저 수술 후에 일시적으로 안압이 상승하는 경우도 있는데, 이 수술에 의해 수술이 짧은 시간 내에 행하게 되어졌다.

초음파 백내장 수술 — 상처는 3mm로 극히 작다

어린아이나 젊은 사람의 수정체는 부드럽기 때문에 백내장 수술에서도 주사 바늘로 흡인하는 방법이 취해지고 있다. 그런데 중·노년이 되면 수정체의 중심부 핵이 딱딱해져서 흡인하는 것이 곤란해진다. 그래서 수정체 핵을 초음파 진동으로 녹여서 흡인하는 방법을 취하는데, 초음파 백내장수술(정식으로는 수정체유화 흡인법)이다.

이 수술이라면 절개하는 부분이 3mm 정도로 끝나지만, 수정체 핵이 딱딱하면 진동시키는 시간도 길어지고 합병증도 일어나기 쉬워진다. 고령자에게는 맞지 않고 고도의 기술이 요구되는 수술이다.

인공수정체 — 안경 없이 일상생활을 할 수 있다

백내장 수술에서 수정체를 적출한 뒤, 수정체 대신에 렌즈를 눈안에 집어 넣는 것이 인공수정체(안내 렌즈)이다.

인공수정체는 인간의 수정체와 같은 정도의 굴절력으로 만들어져 있기 때문에 안경을 쓰지 않고서도 일상생활에 부자유를 느끼지 않게 된다. 인공수정체는 최근에 굉장히 널리 보급되어져 있는데 아직 의료보험은 적용되지 않는다.

고도의 기술을 요하는 것이므로 경험이 풍부한 의사를 선택해서 렌즈의 종류 선택과 수술 후의 정기 검진 등 의사와 잘 상담하는 것이 필요하다.

광응고법 — 열로 굳혀서 진행을 막아준다

망막박리나 당뇨병성망막증 등 망막에 있는 병 부분에 레이저 광선을 쏘여 열응고시켜 병의 진행을 막는 것이 광응고법이다. 광응고법의 개발에 따라 종래는 치료할 수 없었던 눈병이 대부분 치료할 수 있게 되었다.

유리체수술 — 곤란한 수술이 이제는 가능하다

유리체는 안과 수술 중에서도 가장 수술하기 어려운 곳으로 생각되어지고 있다. 그러나 최근에는 여기에도 과학의 메스가 들어가게 되어진 것이다

유리체 수술에서는 안구의 안전한 장소에 작은 구멍을 뚫고 하나의

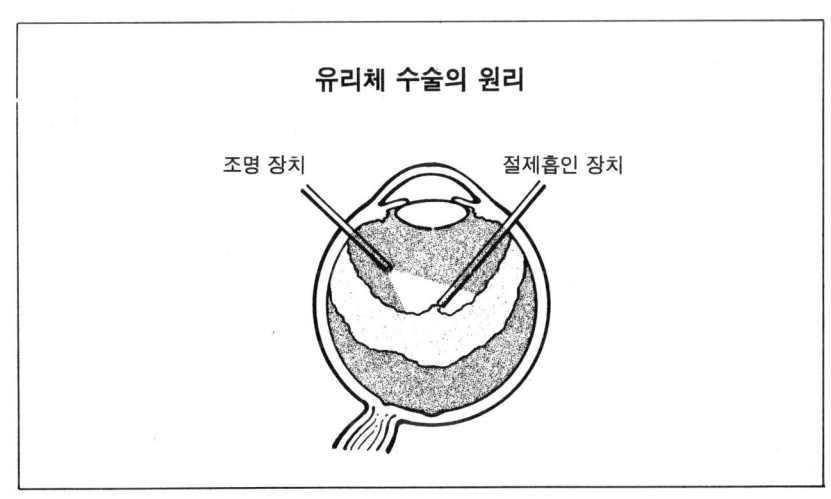

구멍에 카터와 흡인기를 붙인 관을 넣어 선유를 잘라내고, 잘라낸 선유와 출혈 부분을 흡인한다.

또 하나의 구멍으로부터는 생리적 식염수를 유입시키면서 생리적 식염수에 흡인된 유리체 대역을 맡기도록 하는 것이다.

이 수술은 동공을 통해 보면서 수술을 한다.

그리고 이 유리체 수술과 레이저 광응고법을 잘 맞추어 함으로써 망막박리의 어려운 경우나 망막유리체 출혈 등도 꽤 개선되게 된 것도 마지막으로 덧붙이고 싶은 얘기이다.

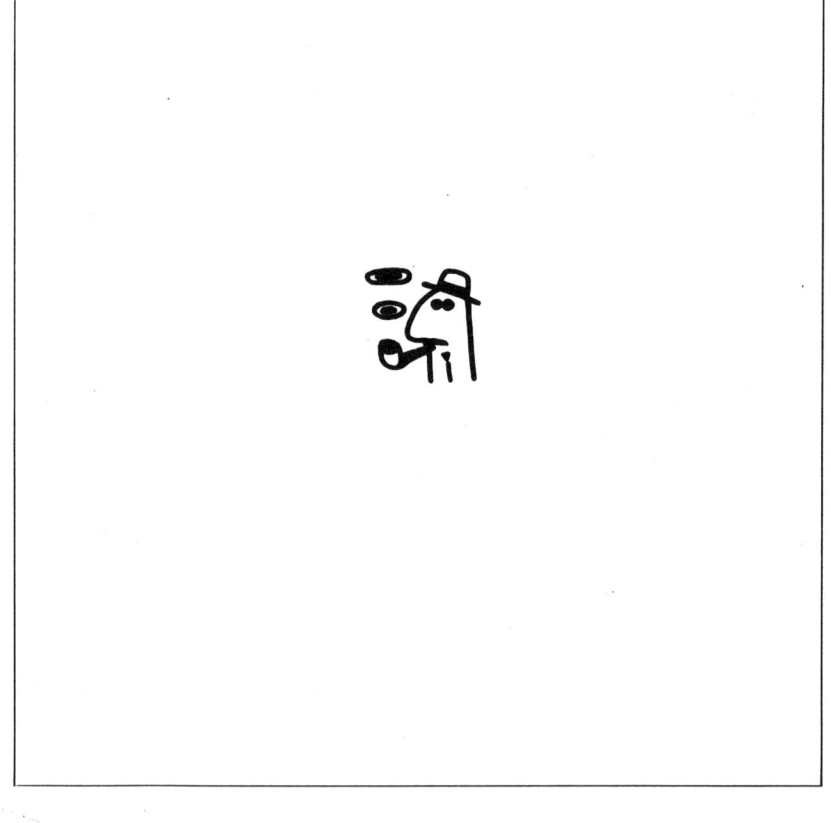

눈의 피로 · 시력감퇴의 치료방법

잊어서는 안될
훌륭한 치료받는 법

자각증상을 간결하고 정확하게 전한다

안과뿐만 아니라 어떠한 병에도 말할 수 있는데, 자각증상을 의사에게 똑바로 전하는 것이 치료의 스타트가 되는데, 자각 증상 이외에도 안과의사에게 정확하게 말하지 않으면 안되는 것이 있다.

과거에 걸렸던 적이 있는 눈병이나 전신질환, 가족의 병력, 생활환경 등이 진단의 수단이 될 경우도 있다.

안과의사를 찾아가기 전에 자각증상과 함께 이것들의 사항을 메모해 두고, 간단하고 정확하게 전하도록 한다.

안과 의사에겐 전공이 있다

이 책에서도 소개하고 있지만, 안과 검사와 치료는 최근 굉장히 발달해서 과거에는 실명할 수밖에 없었던 병도 시력회복이 기대되는 케이스가 되어져 왔다. 그러나 최근의 기술이라고는 하지만 숙련된 의사가 행해서 처음으로 효과를 발휘하는 것이다.

안과라고 하는 하나의 영역 안에도 여러가지 분야가 있고, 각각의 의사에 따라 전공이 있는 것이다.

예를 들어 백내장 수술 하나를 놓고 보더라도, 초음파 수술이 전공인 사람이 있는가 하면 계획적낭외적출술이 전공인 사람, 인공수정체 이식이 전공인 사람 등 실로 가지가지이다.

매스컴에서 알게 된 최신의 기술을 요구하기 보다는 의사가 전공하는 치료법을 받는 것이 결국 좋은 결과를 얻을 수 있다.

의문과 불안을 적극적으로 상담할 것

안과의사에 국한되지 않고 좋은 의사를 만나는가 어떤가는 운·불운에 따르는 경우도 많겠지만 환자 자신의 의사를 보는 눈이 있는가 없는가도 다분히 작용한다. 예를 들면, 병원의 건물과 설비 등으로는 의사의 질을 모르기 때문에 우리들은 자주 보아온 면에서 평판을 하게 될 따름인 것이다.

신뢰할 수 있는 의사라면 먼저 환자의 호소를 잘 들어주고 약, 수술, 안경, 비용까지 환자의 의문에 정중하고 대담하게 대답해 준다. 또 자신이 자신 없는 병의 환자나 치료에 장기를 요하는 환자에게는 상담을 해주어야 하는 것이다.

단 환자의 태도도 의사와의 신뢰관계를 만든 다음 생겨날 수 있는 것이다.

의문과 불안은 적극적으로 상담하고, 지시된 것은 반드시 지키도록 한다.

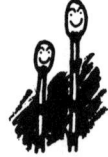

눈의 피로·시력감퇴의 치료방법

효과로 차이가 생기는 안약의 사용법

안약의 연용(連用)은 2~3일을 한도로

약은 모두 의사의 검진에 기초해서 사용하는 것이 원칙이다. 안약뿐만 아니라 시판되는 약은 의사에게 묻지 않는다 하더라도 먼저 이해할 것은 이해하고 쓰도록 한다. 약은 효용과 동시에 다소 차이는 있지만 부작용을 수반하는 것이기 때문에 의사는 항상 효용과 부작용을 감안하면서 처방하고 있다. 사용 횟수는 안약에 첨부되어 있는 설명서에도 씌여져 있겠지만, 하루에 3~6번, 사용일수는 2~3일간이 한도이다. 부작용을 미연에 방지하려면 연용은 적극 자제해야 한다.

그런데 '점안약 의존증'이라고 하는 말이 있을 정도로 안약은 습관화를 동반하는 것이다. 눈약 자체에 습관화를 갖게 하는 성분이 함유되어 있는 것은 아닌데, 점안하지 않으면 왠지 깨끗하지 않고 기분이 상쾌하지 않다고 하는 느낌에 어느 사이엔가 버릇이 붙어 버리게 되는 것이다. 안약은 2~3일 이상 연용하지 말도록 정해두고서 신경을 쓰도록 한다.

눈 구석의 충혈과 간지럼증에

시판되는 안약은 눈이 피로하기 때문이라고 스스로 마음대로 판단

해서 사용하는 것이 대부분인 것 같다. 그러나 검은 눈 주변만 충혈이 눈에 띄고, 눈부시고, 눈에 통증이 있을 때는 될 수 있는 한 빨리 전문의에게 검진을 받고 시판되는 안약에 의존하지 않도록 한다.

특히 검은 자위 주위의 흰 자위가 충혈된 때에는 안구 내의 염증이나 만성 녹내장, 각막염 등의 가능성도 생각해 볼 수 있기 때문에 주의하지 않으면 안된다.

시판되는 안약을 사용하려면 출혈이 눈 위쪽이나 눈 주변과 같이 눈 구석에 있을 때, 눈이 간지러울 때 등이다.

가려움에도 아픈 증상이 수반될 때는 오래 사용해서는 안된다. 그것은 눈에 이물질이 들어가 있다든지 각막에 상처가 생긴 경우나 결막에 염증이 강한지를 의심해 볼 수 있기 때문이다.

가려운 때는 안약을 차게 해서 쓴다

안약은 대개 다른 약과 함께 약상자에 보관되어 있으리라 생각된다. 그러나 약의 변질을 막기 위해서는 냉장고에 넣어두는 것이 좋을 것이다. 특히 눈이 가려울 때는 차가운 물을 점안하는 것 만으로도 어느

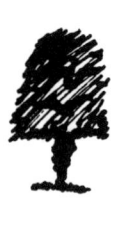

정도 회복될 정도이므로 차게 해서 사용하는 것이 보다 효과적이다.
 단지 냉장고에 보관한다 하더라도 2~3개월 이상 된 것이나 투명하지 않고 점안약에 탁한 기가 있을 때는 사용하지 않도록 한다.
 또 오염을 막는다는 의미로 점안할 때는 용기의 끝 부분이 직접 속눈썹이나 눈에 닿지 않게 할 것, 자기 직전에 점안하지 말 것 등은 신경을 써야 한다. 점안약은 본래 눈에 넣어도 단시간에 꽤 많은 양이 흘러버리는 것을 고려해 넣지 않으면 안된다. 그런데 자기 전에 넣으면 약이 장시간 결막 주머니 속에 머무르고 있게 되어 부작용이 있을 경우, 그것 만큼 위험한 일도 없을 것이기 때문이다.

약방에서 반드시 성분을 확인한다

 현재 시판되고 있는 안약은 ①안정피로용 약, ②알레르기 증상을 억제하는 약, ③세안제, ④항균제, ⑤콘택트 렌즈 착용시의약으로 대별할 수 있다. 약방에서 성분을 확인하고 증상에 맞추어 선택해서 사용하도록 한다.

①안정피로용 약

 메칠유산 네오스틸민이라고 하는 근육 수축제와 염산나파졸린이라고 하는 혈관수축제, 비타민제가 들어가 있는 점안약이다. 근육수축제가 포함되어 있는 것은 일단 근육을 조이면 약효가 끊어질 때 근육이 느슨해지고, 그것과 동시에 눈의 피로도 없어지게 된다. 단 이 약에는 안압을 상승시키는 작용이 있으므로 녹내장의 소질이 있는 사람은 피해야 한다.
 염산나파졸린도 계속 사용하면 각막에 장애를 일으킨다.
 한편 비타민제로서는 비타민 B_2(플라빈 아데닌 지스클레오티드와 리보플라빈 등), 비타민 B_6(염산 필리드키신), 비타민 B_{12}(시아노코바라민), 판토텐산(판토텐산 칼슘) 등이 포함되어 있다. 비타민 B_2는 각막영양제이며, B_6와 판토텐산은 신진대사를 촉진하고, B_{12}는 말초신경과 신경선유를 활성화시키는 작용을 하여 각각 안정피로에 유효하다고 한다.

②알레르기 증상을 억제하는 약

말레인산 클로페니라민은 항 알레르기제이다. 알레르기 체질인 사람으로 눈이 가렵다든가 눈 가장자리가 빨개진 때 등에는 이 성분이 들어간 점안약이 좋을 것이다.

③세안제

눈곱이 나올 때, 이물질이라든가 더러운 물이 눈에 들어갔을 때에는 염화 벤잘코니움이라고 하는 항균력이 있는 역성비누 성분이 들어간 약을 사용한다.

④항균제

살파제나 알란트인에는 살균력이 있기 때문에 이런 것들이 들어간 안약은 가벼운 각막염 등 세균감염에 효과적이다.

단 살파제에 과민한 사람도 있으니까 화장품이 안 맞는다든지, 약으로 피부에 발진이 나는 사람은 아무쪼록 주의해 주기 바란다.

⑤콘택트 렌즈 착용시의 약

콘택트 렌즈는 각막에 밀착시켜 사용하기 때문에 각막에 자극을 주게 된다.

이런 때는 폴리비닐 피로리든이라고 하는 붙임성 있는 성분, 세포와 세포를 연결시키는 결합조직 성분이 있는 콘드로친유산, 비타민제 등을 포함한 약을 각막 보호제로서 사용한다.

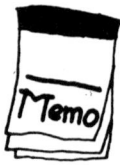

눈의 피로 · 시력감퇴의 치료방법

시력 감퇴를 막는
일상 생활의 지혜

심신의 과로를 피하는 것이 선결

눈의 건강은 전신의 건강을 지키는 것과 무관하지 않다. 노안과 눈의 성인병이 머리를 엄습해 오는 때는 체력의 쇠퇴가 시작되는 때이기도 하기 때문에 심신이 모두 과로하지 않도록 빨리 휴양을 취해야 한다.

단 신경의 피로에는 단순히 몸을 쉬게 하는 것 보다도 조금 움직이는 편이 마음의 건강을 좋게 하는 경우도 있다.

독서, 영화, 회화, 음악감상 등 자신의 취미를 적극적으로 살려 정신생활을 풍부히 하는 것도 심신의 활동에 젊음을 되찾아주고, 이윽고는 눈의 건강에도 효과가 있다.

조명은 4평 정도엔 형광등 40W 2개

조명도 눈의 건강에 있어서는 중요한 조건의 하나이다. 특히, 노인 연령이라고 말해지는 40세경부터는 눈의 밝기에 신경이 쓰여지기 시작한다. 젊을 때보다는 어두워 보이는 것이다. 독서, 장부기록, 바느질 등에는 400~500룩스 정도의 밝기가 적당하다.

밝기는 조명이 달려있는 높이와 위치, 벽의 색 등에 따라 다르다.

적절한 조명도

방의 넓이	형광등	백열등
4.5평	30W 2개	80W 1개
6평	40W 2개	100W 1개
6평 스탠드 이용	30W 2개 스탠드 15~20W	80W 1개 스탠드 40~60W
8평	30W 3개	80W 2개
10평	40W 3개	100W 2개

400~500룩스 정도라면 4평 방에서 40W 형광등이 2개 켜져 있는 정도의 밝기라고 생각하면 좋을 것이다.

그러나 방 전체는 20~30W의 형광등 2개를 켜고, 손 앞에 스탠드를 이용하는 편이 독서 등을 하기 쉽다고 말하는 사람은 그렇게 해도 좋을 것이다. 그 경우 스탠드는 15~20W 정도의 형광등이나 40~60W 정도의 백열등으로 하고 왼쪽 방향에 둔다.

형광등이 낡아져서 희미하다든지, 조명이 직접 눈에 들어온다든지, 빛이 반사된다든지 하는 것도 물론 눈에는 좋지 않다. 누워서 독서하는 것은 눈을 피로하게 한다. 책은 눈에서 30~35cm 떨어지게 한다.

또 텔레비전을 볼 때 방의 조명을 끄고 어둡게 해 버리면 눈이 피로하다. 방 전체를 밝게 하고 18인치 텔레비전이라면 3m 떨어져서 눈과 같은 높이나 약간 높은 위치에서 보도록 한다.

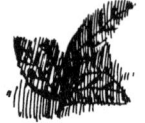

┌─ ─ ─ ─ ─┐
│ 판   권 │
│ 본   사 │
│ 소   유 │
└ ─ ─ ─ ─┘

눈의피로 · 시력감퇴 치료법

2009년 5월 25일 재판
2009년 5월 30일 발행

지은이 / 현대건강연구회
펴낸이 / 최　　상　　일

펴낸곳 / 太乙出版社
서울특별시 중구 신당6동 52-107 (동아빌딩 내)
등록 / 1973년 1월 10일 (제4-10호)

ⓒ2001, TAE-EUL publishing Co., printed in Korea
잘못된 책은 구입하신 곳에서 교환해 드립니다.

■ 주문 및 연락처
우편번호 100-456
서울특별시 중구 신당6동 52-107 (동아빌딩 내)
전화 / 2237-5577　팩스 / 2233-6166

ISBN 89-493-0179-2 13510